# 现代名中医肥胖治疗绝技
## （第二版）

主　编　吴大真　　王　炎　　王凤岐　　王　雷
　　　　李剑颖　　杨建宇　　徐亚辉　　吉　军

副主编　宋春鑫　曾　辉　　周渐云　　赵建宏
　　　　史　学　周　俭

编　委　李　顺　马石征　　丁志远　　李　宁
　　　　王博岩　张　霆　　李　吉　　徐梦晗

科学技术文献出版社

SCIENTIFIC AND TECHNICAL DOCUMENTATION PRESS

**图书在版编目（CIP）数据**

现代名中医肥胖治疗绝技 / 吴大真等主编. —2版. —北京：科学技术文献出版社，2011.6（2023.5重印）

ISBN 978-7-5023-6929-3

Ⅰ.①现… Ⅱ.①吴… Ⅲ.①肥胖病—中医治疗法 Ⅳ.① R259.892

中国版本图书馆 CIP 数据核字（2011）第 081231 号

## 现代名中医肥胖治疗绝技（第二版）

策划编辑：袁其兴 樊雅莉　责任编辑：樊雅莉　责任校对：赵文珍　责任出版：张志平

| | |
|---|---|
| 出　版　者 | 科学技术文献出版社 |
| 地　　　址 | 北京市复兴路15号　邮编　100038 |
| 编　务　部 | (010) 58882938，58882087（传真） |
| 发　行　部 | (010) 58882868，58882870（传真） |
| 邮　购　部 | (010) 58882873 |
| 官方网址 | www.stdp.com.cn |
| 发　行　者 | 科学技术文献出版社发行　全国各地新华书店经销 |
| 印　刷　者 | 北京虎彩文化传播有限公司 |
| 版　　　次 | 2011 年 6 月第 2 版　2023 年 5 月第 5 次印刷 |
| 开　　　本 | 710×1000　1/16 |
| 字　　　数 | 258千 |
| 印　　　张 | 16.25 |
| 书　　　号 | ISBN 978-7-5023-6929-3 |
| 定　　　价 | 48.00元 |

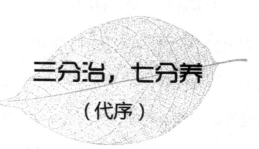

# 三分治，七分养

## （代序）

　　"三分治，七分养"是大家耳熟能详的一句话，但真正到了现实生活中，往往成了劝慰别人的一句口头禅。我在几十年的临床实践中接触到的患者，一旦自身患病，就把"三分治，七分养"扔到脑后去了，他们最爱问的一句话就是："大夫，我这病什么时候好啊？""这个礼拜能治好吗？"作为医务工作者，我也只能面带微笑地宽慰患者："别着急，别担心，安心治疗吧！"其实，真正的疾病，尤其是那些慢性疾病、疑难杂病，医生只能起到一部分作用，如果没有患者自己的配合，很难治疗那些目前我们的医学科学还没有攻破的病症。

　　"三分治，七分养"这句话已经尽人皆知了，但真正理解它的人还真不多。我是这么理解这句话的：目前我们人类基本攻克了那些造成大面积伤害的传染病，但自古以来困扰着我们的慢性病，比如高血压、心脑血管疾病、糖尿病、肿瘤等，其治疗依然没有实质性的突破。而这些病其实是"生活习惯病"，是我们不良的生活习惯一点一滴累积下来造成的，所以要想不得这些病就要从"七分养"入手，日常的养生是远离慢性病的唯一可行办法。日常生活中的养生，不是一种可有可无的点缀，而是可以让我们少生病、不生病、不生大病的一种必须的生活态度。而一旦患了那些慢性病、疑难病，不要把您的身家性命完全扔给医生，不要急着问大夫："我这病什么时候能好啊？"还是静下心来问问自己："我这个病是怎么造成的？""我自己有没有办法配合治疗，改掉生活中的不良习惯？""我能否在生活里用上七分的关注，把自己的身体养好？"

《现代名中医治疗绝技》（第二版）这套丛书，涵盖了目前困扰我们身体的一些常见疑难杂症。除了中医药治疗办法外，我特别加入一些食疗、药膳、传统养生术等非药物疗法的内容。我只是想告诉读者，医药不是万能的，对付疾病不是只靠医生就可以了，还有很多其他方法；并且，也必须要您的参与才能赶走疾病获得健康，因为身体与生命都是您自己的。

写作这套丛书的时候，恰巧社会上正在探讨过度治疗的话题，媒体曝光了一些医德无良的医院和医生，动不动就为患者做没必要的手术、开具大处方的事件。我们一方面抨击那些无良心的行为，另一方面是不是也应该反观一下自己呢？没有节制的生活、不良的习惯一旦损害了我们的心脏，我们是不是马上就想到去做"支架"，把生命完全寄托在那几个冰冷的小玩意儿上了？

我真诚地希望，我们这些养生智慧起源国度的子民们，能把这养生智慧继承下去，发扬光大下去。

吴大真

# 目 录

# 目 录

## 第三部分　名中医外治疗法消肥胖

# 目录

# 目录

# 目录

# 目录

第一部分　名中医对于肥胖的
辨治经验

# 陈 红

## 分四型辨证施治肥胖病

人体生化与生理机能的改变，会引起体内脂肪积聚（脂肪细胞增多变大和细胞内脂质含量增加），导致形体肥胖。标准体重(kg)＝[身高(cm)－100]×0.9，实际体重超过标准重量的20%以上，体重重量指数升高（体重指数＞24），或伴有一系列症状者称肥胖病。陈红医师（湖北省武汉市中医医院，邮编：430014）辨证治疗肥胖病，效果满意。

## 1. 病因病机

(1)痰、湿与肥胖：元代朱丹溪曰："肥白人多湿"，"肥白人必多痰"。说明肥胖与痰湿关系密切。陈红认为痰湿的产生有内外二因，内因与脾之健运有关：脾恶湿喜燥，如脾虚中阳不振，运化失司，则水湿凝聚不化，留中滞膈，化而成痰；外因与饮食有关。张仲景《金匮要略》曰："内湿，多因久病脾虚或饮食不节、贪食生冷、嗜饮酒类，损伤脾气，以致脾阳不振，运化失司，气化不利。"李东垣《脾胃论》谓："油腻厚味，滋生痰涎"，谈到了饮食与痰湿的关系。另外，痰湿日久可以化热，热郁也能生湿，故又有湿热与寒湿之分。因此，《杂病源流犀烛》曰："盖太阴湿土，乃脾胃之气也，然则湿之为病，内外因故俱有之，其内因者则本脾土所化之湿，火盛化为湿热，水盛化为寒湿。"

(2)脾与肥胖：陈红认为脾主运化水谷，输布精微，运行水液。人体气血、津液等维持生命活动的物质均来源于水谷精微，故李东垣《脾胃论》谓："脾为后天之本。"脾气通于口，脾气健运则口能知五味。脾将饮食化生的营养输送全身，充养肌肉四肢。因此，食欲与营养的消化、吸收即脾的动能有直接关系。经络学说中脾为足太阴经，胃为足阳明经，二者同居中焦而互为表里，胃主受纳腐熟，脾主运化水谷，为胃行其津液。脾主升，胃主降；脾喜燥，胃喜润；升降互用，润燥相济，共同完成饮食摄入、吸收、消化和传输人体所需热量的生理功能,故李东垣曰:"脾胃旺,能食而肥。"

(3)气虚与肥胖:陈红认为人体的生长发育,各脏腑、经络的正常活动,血液的运行,津液的输布和排泄都有赖于气的激发和推动。若饮食失调,劳倦伤脾,或长期不做体力活动,均可致中气虚损。朱丹溪《脉因证治》曰:"肥人沉困怠惰是气虚。"张景岳《景岳全书》曰:"夫人之多痰,系由中虚使然。"沈金鳌《杂病源流犀烛》认为:"人之肥者气必虚。"说明沉困怠惰,气虚阳微,可导致津液的生成、输布和排泄失常,津液停聚为痰,湿痰滋漫周身腠理,湿痰停滞而致肥胖。总之,脾的功能失常;或过食油腻厚味、酒肉肥甘,损伤脾胃;或气虚沉困怠惰,缺乏体力活动,使痰湿停滞滋漫,亦即脾失健运、湿痰、气虚,是引起肥胖的主要因素。

## 2. 辨证论治

陈红对肥胖病按主要症状、舌苔、脉象分为痰热、痰湿、痰热气虚、痰湿气虚4个证型进行治疗。

(1)痰热型

临床表现:形体丰满,多食易饥,面赤心烦,口干喜饮,脘腹胀满,大便干结或胃脘灼痛,舌质红,苔黄腻或厚腻,脉弦滑或滑数。

证因:痰郁化热,壅滞胃肠。

治疗原则:化痰和胃、通腑泻热。

药用:天竺黄、茯苓、焦山楂、莪术、陈皮、半夏、黄芩、熟大黄、厚朴、槟榔、炒鸡内金、甘草。

(2)痰湿型

临床表现:形体胖盛,身重肢倦,头晕乏力,胸腹胀满,嗜食肥甘厚味,舌体胖大,边有齿痕,舌苔厚腻或白滑,脉濡滑。

证因:痰湿困脾,气机不畅。

治疗原则:燥湿化痰、调理气血。

药用:胆南星、全瓜蒌、焦山楂、薏苡仁、莱菔子、陈皮、半夏、茯苓、枳实、赤小豆、丹参、王不留行。

(3)痰热气虚型

临床表现:形体肥胖,颜面虚浮,口苦心烦,神疲嗜睡,自汗气短,尿频多梦,大便秘结,舌质淡红,舌苔黄腻,脉沉或细弱。

证因:痰热内蕴,脾胃虚弱。

治疗原则:清热化痰、健脾益气。

药用:川黄连、白芍、生地、橘红、半夏、茯苓、葶苈子、大枣、当归、南沙参、天冬、夜交藤。

(4)痰湿气虚型

临床表现:形体雍肿,面色无华,心悸气短,神疲自汗,纳呆脘痞,腹大胀满,体虚易感风寒,舌质淡红,舌体胖大,边有齿痕,舌苔白腻或白滑,脉沉细弱。

证因:痰湿内阻,阳气被遏。

治疗原则:益气化痰祛湿。

药用:防风、陈皮、半夏、黄芪、党参、茯苓、远志、大腹皮、枳实、炒白术、山药、炒二芽。

【按语】 陈红认为痰湿型和痰热型多见于青壮年人,痰湿气虚型和痰热气虚型见于中老年人。《温病条辨》曰:"湿为阴邪,当从中焦求治。"《金匮要略》云:"病痰饮者,当以温药和之……短气有微饮,当从小便去之。"健脾化痰利湿诸法有助于消脂减肥,故可为治疗肥胖病的大法。因痰饮为阴邪,遇寒则凝,得温则行,故温运脾阳可以化痰。湿亦属阴邪,其性重浊黏滞,利小便则可除浊消滞。有些配用活血化瘀药,能增强消脂减肥效果。

## 保持平衡感,预防老化

首先像白鹤休息般,以单足独立,用双手保持平衡。保持这种姿势,分别向左、右各转一次颈部。换脚站立,做相同的动作。身体平衡感和衰老之间关系密切,人一旦开始老化,身体就会减少平衡感。练习本法,可以保持平衡感,恢复青春,延年益寿。

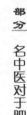

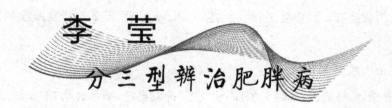

# 李莹
## 分三型辨治肥胖病

肥胖是由于机体生理代谢机能改变导致脂肪组织积聚过多所致。肥胖者易患多种疾病，如心脑血管病、脂肪肝、高脂血症、葡萄糖不耐受症、糖尿病和高血压等。李莹（黑龙江省佳木斯市中心医院，邮编：154002）分型辨治肥胖病，疗效满意。

## 1. 病因病机

李莹认为肥胖症产生的原因为先天禀赋因素或过食肥甘厚腻,水谷精微在人体内堆积成为膏脂,损伤脾胃功能,运化能力减弱,湿热内生,留于孔窍肌肤,使人壅肿肥胖或痰湿内蕴、情志失调、脏腑功能失常等。

## 2. 分型辨治

(1)气虚湿盛型

治疗方药:黄芪700 g,茯苓、甘草、山茱萸、人参、云母粉各5 g,生姜汁1 500 g。

使用方法:黄芪锉碎,与生姜汁同煮至姜汁全部浸入黄芪中,然后将黄芪焙干,与其余5味药共研细末内服,每次3～5 g,每日3次。

方解:该方重用黄芪健脾益气,利水消肿,配以利水之茯苓,更益其功;云母粉纳气坠痰,生姜汁开泄腠理,发越水气,荡涤谷气;人参、甘草、山茱萸健脾益气,补益肝肾,并能改善内分泌系统功能,促进脂质代谢,减少脂质积蓄。该方可温运中焦,荡涤水谷以减肥。

(2)痰湿型

治疗方药:天南星、干姜各15 g,制半夏、白矾、大黄各30 g,细蛤蜊粉60 g,牵牛子120 g,黄柏45 g。

使用方法:上药共研细粉,水泛为丸,如小豆大,每次服10～20丸,饭后开水送下,每日 3 次。

方解：方中选用天南星、制半夏、白矾以燥湿化痰；干姜温肺化饮；牵牛子泻水逐饮；蛤蜊粉化痰软坚，清热利湿，为治痰要药；更以大黄泄热通便导滞，活血化瘀降脂；黄柏清下焦湿热以泄相火(脾虚便溏者禁用)。

（3）湿热型

仅用泽泻一味，研为细粉，每次服 10～20 g，开水调服，每日 3 次，由小量开始渐加。因泽泻善利水渗湿以泄热而消痰减肥，其性偏寒凉，故湿热型肥胖者尤宜。现代药理研究表明，该品腹腔注射能减轻大鼠口服棉子油引起的高脂血症，并能轻度降低家兔实验性动脉粥样硬化的血胆甾醇，缓和病变的发展，因而有降脂、预防动脉硬化等作用。

## 3. 其他疗法

单纯性肥胖无明显内分泌代谢病因者，按发病年龄及组织病理情况又分为体质性肥胖和获得性肥胖。李莹采用上等茶叶、石菖蒲、泽泻、紫苏叶、山楂混合后泡茶频饮。方中诸品以茶叶为主，清香可口，历代本草中有"味苦，饮之使人益思，少卧，轻身，明目"、"久食令人瘦，去人脂"，"入肺消痰行水"、"入心清热解毒"，是以垢腻能降。研究表明其有清热利尿、消痰醒神、减肥降脂及抗肿瘤之效。合紫苏叶宽胸理气；石菖蒲和胃化痰浊，芳香开心窍；泽泻行水泄热；山楂消内积，去垢腻，降血脂。以上分型用药随证加减，治疗 1～3 个疗程(30 日为 1 个疗程)，多可基本消除胸闷、气喘等典型症状。

【按语】 李莹认为引起肥胖的主要原因是正气虚衰，肥胖多发生于中老年人和妇女产后，更年期性机能低下，以肾虚为本，痰、浊、脂为标。在正虚(气虚、肾虚为主)的基础上，由于生活安逸，进食多，心情舒畅，好逸少动均为诱发或增加肥胖的重要因素。李莹认为该病初起时年轻体壮应以实证论治；中年以上肥胖症患者则以虚证为主，故治疗上宜攻补兼施，同时结合健康科学的生活方式，以中医辨证治疗而达到减肥的目的。

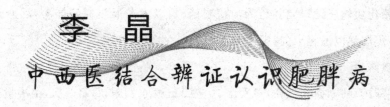

# 李 晶
## 中西医结合辨证认识肥胖病

肥胖病是当今社会一种流行病与"富贵病"，发病趋势正逐年增加，其发病率为10％～20％，易并发高脂血症、冠心病、高血压、糖尿病等疾病。李晶医师（山西中医学院，邮编：030024）从胃热、脾虚、瘀血等方面辨证分析该病，现介绍如下。

## 1. 病因病机

李晶认为肥胖的病因主要是饮食过度和养尊处优，此外还与遗传、年龄、性别、地域等因素有关。《素问·通评虚实论》指出："肥贵人，则膏粱之疾也。"《金匮要略·血痹虚劳病》亦指出："夫尊荣人，骨弱肌肤盛。"《素问·异法方宜论》又说："西方者，金玉之域……其民华食而脂肥。"中医学认为，肥胖多与"痰湿"、"胃热"、"脾虚"、"气虚"、"血瘀"等几方面有关。如"脾胃俱虚则不能食而瘦，或食少而肥，虽肥而四肢不举"；"肥人形盛而气虚"；"肥人多痰而经阻，气不运也"（汪昂）。"肥人多湿多痰"；"肥者令人生内热"（《素问·奇病论》）。"脾胃积热，消谷善饥"；"能食而肥"（《脾胃论》）。"肥人多瘀"、"痰瘀同源"。上述理论说明脾虚生湿，湿聚生痰，气机壅滞，瘀血内生，膏脂郁积，经阻气不运，湿困脾胃，肝脾失调，代谢失常，久病及肾，脾肾两虚，恶性循环，则肥胖诸症丛生。

## 2. 辨证认识

（1）胃热湿阻为不愈之结。肥胖蕴热常以胃热为著，其特征为消谷善饥，胃纳过旺，势必加重脾运负担，久则脾运不及，易积湿生痰，痰湿蕴热，复困脾胃，二者之间恶性循环；另一方面，胃纳所受之物，并非皆为气血生化所需之物，诸如肥甘之品，反影响气血生化，导致人体脂质代谢紊乱，使机体脂质储存增多，形成肥胖病。《素问·生气通天论》有"膏粱之变，足生大丁"之论。李晶认为对肥胖者来说，食欲旺盛，并不表示脾胃功能正常,相反则是处于"胃强脾弱"的病理状态,使肥胖不减。其特征为:肥胖,消谷善饥,大便干结,口干,舌红,苔黄腻,脉弦数。实验室检查:胰岛素释放试验提示分泌水平高于正常,且分泌延缓;尿 17-羟(17-OH)、尿 17-酮(17-KS)、尿 3-甲基-4-羟基苦杏仁酸(VMA)的水平值升高。

(2)脾虚痰湿为发病实质。李晶认为,痰湿是一种病理产物,也是一种致病因子。痰湿的产生与肺、脾、肾三脏功能有密切的关系,三脏之中尤以脾的功能最重要。脾主运化,为后天之本,人体所必需的一切营养物质来源于饮食,而饮食不仅需经过口,受纳于胃,还必须通过脾的运化,才能将水谷精微之营养物质运送至五脏六腑、四肢百骸。若脾运健旺,则脏腑气血充和;若脾运失健,胃虽能纳谷,但纳入之谷不能变成营养物质运送到周身,反酿成痰湿,纳食愈多,痰湿愈甚,日积月累,则成肥胖。李晶认为这是近代中医体质学说的一个类型。其特征为:肥胖丰腴,肤色白,面色淡黄而暗,多伴有口黏、胸闷、目窠微肿、身重不爽、腹部肥满松软、困倦、苔白腻、舌胖、脉滑。现代医学通过对肥胖痰湿体质人的人类白细胞抗原的检测发现,肥胖痰湿体质人与正常人在人类白细胞抗原 HLA-A11、HLA-B40 两个位点上有差异,可能存在遗传性。

(3)瘀血内生是肥胖病合并症的关键。气为血帅,血为气母。气运血,血载气,相辅相成。脾不健运,气血生化乏源,气虚则血行不畅,加之痰湿内阻,气机升降出入受阻,终则导致血瘀,瘀滞既成,脂积瘀阻,又使气机壅滞,恶性循环,致使痰脂滞留周身皮肤之间、腹膜之中、脏腑之内,易生他变。所谓"肥人多瘀"、"痰瘀同源"即是此意。

李晶认为肥胖患者一般多伴高脂血症,血液中存在着大量的脂肪,一方面影响血管壁的通透性,另一方面严重影响细胞携氧能力,形成动脉硬化及组织器官的缺血缺氧,因而易形成冠心病、脑梗塞、心肌梗死等,由于体形的增大,必然加重胰岛的负担,导致糖尿病的发生。其特征为:体形丰满,面色紫红或黯红,胸闷胁胀,舌黯红或有瘀点、瘀斑,脉沉弦或涩。实验室检查:甘油三酯增高,血清总胆固醇增高,血流变异常(纤维蛋白原增高,全血黏度增高,血小板聚集性增高)。经气不运是肥胖病危证的所在,肥人多痰多瘀,使经阻气不运,困遏了脏腑,使之难以发挥正常的功能,加之脾虚,不能将水谷精微布散周身,五脏得不到充养,导致五脏六腑之气血皆虚。李晶认为肥胖患者由于大量脂肪沉积于腹部,可致横膈上抬,影响呼吸运动,肺通气不良,换气受限,加之肥胖致心脏负荷过重,最终出现心、肺功能不全,构成所谓"肺心综合征"。其特征为:心悸乏力,气短胸闷,活动后加重,中脘痞闷,嗜睡,甚至昏迷。测定其心、肺功能多呈下降。

(4)脾肾两虚是其发展趋势。肾为先天之本,化气行水。中年以后,肾气由盛转衰,加之脾病及肾,脾肾阳虚,不能化气行水,水湿运化无权,加重体内湿浊,瘀脂泛溢肌肤而发肥胖。李晶认为,肥胖常为衰老的表现,尤其是经产妇女或绝经期女性。其特征为:肥胖,气短乏力,胸闷脘胀,身体困重,腰酸腿软,形寒肢冷,四肢不温或轻度浮肿,性功能减退,小便不利,便溏或便秘,舌淡胖、苔白,脉沉细。实验室检查:胰岛素释放试验提示水平降低,胰岛素分泌不足;cAMP/cGMP 比值降低;血浆 $E_2$(雌二醇)/T(睾酮)比值升高。

## 减肥适合喝超硬水

引起肥胖的首要原因就是新陈代谢缓慢。代谢缓慢会使废物在体内积蓄,形成恶性循环,导致便秘或脂肪堆积,最终引起肥胖。

人们常常通过大量的运动和严格控制饮食来减肥。但是,如果你的体质不好,这样做不会有什么效果。所以,减肥的人首先要改善体质。

建议大家喝含矿物质成分较多、硬度为 1 000 mg/L 以上的超硬水来减肥。在诸多矿物质成分当中,镁和钙是必不可少的。镁有激活体内酶的活性、使粪便变软、促进血液循环的作用;而钙有向细胞运输水分、使体内的器官活跃的作用,能够有效消除减肥过程中的焦躁情绪。

# 俞娜珍

## 单纯性肥胖的中医辨证论治

单纯性肥胖症是指脂肪积聚过多，当进食热量超过消耗量，多余的物质转化为脂肪，而脂肪又不能被充分利用，沉积人体各组织及皮下，致使体重超过标准体重20％以上的一种代谢性疾病。肥胖可以诱发许多疾病，如糖尿病、心脑血管病、肝胆系统疾病、痛风，甚或癌症等。俞娜珍医师（盐城市第一人民医院，邮编：224001）将该病辨证分为脾虚湿阻、气滞血瘀、胃热滞脾和痰湿壅阻4型进行治疗，疗效满意。

### 1. 脾虚湿阻型

临床症状：该型多见于中老年妇女及部分产后发胖者。表现为形体壅肿不实，食欲佳，易倦嗜卧，腹胀，肢体肿，月经色淡，经量多少不定，舌胖质淡，苔白或腻，脉沉细。

病因病机：以往曾有暴饮暴食史，损伤脾胃，胃肠运化功能减弱，脾气布散水谷精微及运化水湿功能降低，湿浊内生，溢于肌肤，故人体显得壅肿不实。

治疗原则：健脾益气化湿。

治疗方药：参苓白术散加减。药用人参10 g（另煎服），苍白术（各）10 g，猪茯苓（各）12 g，泽泻15 g，川朴10 g，薏苡仁20 g，砂仁3 g（后下），石菖蒲10 g。

诸药合用，振奋中焦阳气，醒脾化湿，使湿浊行，精气布。现代药理研究表明，人参对大脑皮层的兴奋过程有加强作用，具有抗疲劳及强心利尿功能，同时兴奋肾上腺系统，可使肥胖病人的物质代谢增强，借以消耗过剩脂肪，以排出多余水分及组织间液，达到减轻体重之目的。

### 2. 气滞血瘀型

临床症状：形体肥胖，纳谷多，急躁易怒，腹胀胁痛，月经错后，色黯量少，大便秘结，舌黯瘀斑、苔薄，脉涩。

病因病机:多因肝郁发病,肝气郁结日久,疏泄不利,脏腑功能失调,气机不通,血脉壅滞,络脉瘀阻,精微物质不能布散,致瘀凝积聚为膏脂。

治疗原则:疏肝理气,活血化瘀。

治疗方药:柴胡疏肝饮加减。药用柴胡 10 g,枳实 15 g,赤白芍(各)10 g,川芎 12 g,草决明 15 g,生山楂 30 g,紫丹参 20 g,桃仁 10 g。

诸药合用,疏通经络,活血祛瘀,气血调畅,瘀积之膏脂得以消散。现代药理研究表明,生山楂、紫丹参、草决明有较强的降脂作用,能不同程度地清除 β 脂蛋白在血管壁的沉积。

### 3. 胃热滞脾型

临床症状:多见于青壮年及产后肥胖者。表现为多食易饥,体形丰腴,面色红润,口干欲饮,大便秘结,唇红苔薄黄,脉弦滑。

病因病机:多饮食滋腻,湿热渐积,胃火炽盛,食欲亢进。俞娜珍认为"脾胃为仓廪之官",胃主受纳,脾主运化,胃受纳无度,超过了脾气运化功能极限,多余之精微物质不能被转输敷布,聚积体内化为膏脂,致形体丰盛。

治疗原则:清泄胃热,通腑化浊。

治疗方药:生军 5 g,枳实 9 g,泽泻 15 g,山栀 10 g,泽兰 12 g,生山楂 30 g,朴硝 6 g(冲),白蒺藜 12 g。

诸药合用以清胃热,助脾运,涤肥甘。现代药理研究表明,白蒺藜、栀子有抗食欲活性作用,从而抑制食欲亢进,大黄、朴硝具有荡涤胃肠瘀滞、通腑泄浊的功能。

### 4. 痰湿壅阻型

临床症状:此型多见于妇女更年期或闭经不孕的肥胖病人及部分高血压、糖尿病的肥胖患者。表现为形体肥胖,纳多,喜食肥甘厚味,胸闷,眩晕,月经量少或闭经不孕,舌苔白腻,脉细滑。

病因病机:多因过食肥甘厚味,痰湿内生,痰浊阻滞经络,肌肤与膏脂互结,瘀积皮下。痰浊脂膜阻滞胞宫则不孕。

治疗方药:陈皮 10 g,法半夏 10 g,茯苓 15 g,苍术 10 g,泽泻 15 g,莱菔子 15 g。

诸药合用,化湿祛痰,畅通经脉。现代药理研究表明,泽泻有降低血中胆固醇含量及抗脂肪肝的作用。若痰浊化热,痰热瘀阻,可加天竺黄 10 g,黄芩 10 g。

【按语】 俞娜珍认为肥胖病的病因在于过食肥甘厚味,致使湿热渐积,脾运失常,精微不能输布,脂膏内瘀,气血壅塞所致。所以治疗单纯性肥胖除了药物以外,还应合理安排膳食,包括饮食习惯和饮食结构,控制淀粉类食物、糖类及脂肪的摄入量,保持良好的生活起居习惯,增加户外活动量,减少能量储存,年轻体壮者可参加中长跑运动,以逐步消耗体内剩余脂肪。

## 偏热性体质肥胖人群宜饮的中草药减肥茶

此类人群容易口苦、口臭,易饥饿,情绪烦躁,小便偏黄,大便秘结等,从中医角度来看,除了选用降脂、利尿药物外,重点是选用清热药。

(1)决明子:味甘、苦,性微寒,宜炒制后泡茶饮用。有清热明目、润肠通便的作用。可以降血压、降低胆固醇,有保肝降脂的作用。但如果体质偏寒,容易腹泻的人,则不宜使用。

(2)荷叶:味苦,性平,凉血清热,解暑利湿,能降低胆固醇,抑制动脉粥样硬化,代茶饮有通便效果。将干荷叶 10 g 或鲜荷叶 20 g 放在茶壶或大茶杯里,倒上开水闷五六分钟就可饮用了。这样泡出来的荷叶茶减肥效果最好,并且只喝第一泡茶汤,再泡减肥的效果就差多了,最好饭前空腹饮用。荷叶茶也可以加陈皮(3 g),有理气化痰之功。

(3)绿茶:凉性,可以降脂消食,不但有减肥作用,也有抗癌作用。但绿茶是不发酵茶,中医认为比较容易刮胃,肠胃不好的人要多留意。

# 冯玉娟
## 分型论治单纯性肥胖

单纯性肥胖症是由于人体热量的摄入量超过消耗量，体内脂肪堆积过多，引起体态异常，脂肪、糖类、水等代谢紊乱，激素分泌异常的一种营养代谢障碍综合征。冯玉娟医师（山东省淄博市职业病防治院，邮编：255067）分型论治该病，效果满意。

### 1. 诊断标准

标准体重(kg)=［身高(cm)－100］×0.9；实测体重超过标准体重20%以上者。

### 2. 分型论治

(1)脾虚湿阻型：黄芪20 g,防己15 g,苍术10 g,茯苓10 g,泽泻10 g,车前草20 g,桂枝10 g,甘草3 g,并随证加减。

(2)痰浊中阻型：陈皮10 g,法半夏10 g,茯苓15 g,竹茹12 g,枳实12 g,胆南星10 g,枇杷叶15 g,痰浊重者加白金丸6 g,每日服2次,并随证加减。

(3)气血两虚夹瘀型：党参10 g,白术10 g,茯苓15 g,当归10 g,黄芪20 g,桃仁10 g,红花12 g,赤芍10 g,熟地10 g,甘草3 g,并随证加减。

(4)脾肾阳虚型：熟附子10 g,黄芪30 g,党参15 g,茯苓15 g,白术12 g,白芍12 g,补骨脂15 g,并随证加减。

注意事项：控制饮食，三餐食量不大，每日主食一般不超过0.5 kg。服药期间患者均按其原来生活规律,无需特别增加体力活动。

【按语】 冯玉娟认为"肥人多痰、多湿、多气虚",气虚、痰湿是肥胖的基本病理。肥胖患者既有虚证，又有实证。中药对代谢过程的多个环节均可起到调整作用,使肥胖患者已紊乱的物质代谢、水盐代谢和能量代谢重趋平衡，从而显示了较好疗效。

## 自制凤梨醋清除体内废物

材料:凤梨 5 kg、冰糖 2 kg、大玻璃罐 1 个。喜欢甜味的人,可选择熟一点的凤梨,冰糖比例也可酌量增减。

做法:①用牙刷将凤梨刷洗干净,连皮带心一起切,每块的大小和平常吃凤梨时差不多即可;②玻璃罐擦干,铺一层凤梨、一层糖,连续参差地铺在罐内约八分满;③罐口用几层白纱布盖住,再把盖子轻轻盖上,不要拧紧;④放在阴凉处让凤梨发酵,约 3～5 天即可打开,用干净的筷子搅拌,或将罐子摇晃使其均匀发酵。

夏季约 7 天即可饮用,不过越陈越酸,醋酸菌越多,疗效也越好;冬季至少需要 21 天才能发酵完成,若想加速酿成,必须给玻璃罐裹上毛毯。

吃法:取 30 ml,加开水稀释,也可加入少许蜂蜜增加风味。

凤梨醋的神奇之处,在于它可以有效处理堵塞性问题,包括中风、酸痛、消化不良、气血不足、产妇乳腺堵塞、结石、过敏性鼻炎、胆固醇过高、尿酸过高等疾病。研究显示凤梨酵素能抗发炎、溶解血栓及提升免疫力。还可促进血纤维蛋白分解,抗血小板凝集,能溶解血栓,使血流顺畅,抑制发炎及水肿。

凤梨醋可用来舒缓一般疼痛和发炎,如用于减轻风湿性关节炎造成的不适症状;并使血液循环顺畅,预防心绞痛、中风及老年痴呆;另外,借由缓解发炎反应,来减轻过敏症状,可用于有过敏性鼻炎困扰的人。

第一部分 名中医对于肥胖的辨治经验

# 刘 瑾

## 肥胖从痰辨治

肥胖症是指体内脂肪组织绝对量增多或相对比例增高,又称肥胖或肥胖病。若无明显病因可寻,单纯由于营养过度或能量消耗过少造成的全身性脂肪过量积聚,为单纯性肥胖。刘瑾(浙江中医学院附属三院,邮编:321007)从痰辨治该病,疗效满意。

### 1. 病因病机

刘瑾认为肥胖者多食膏粱厚味,日久必致脾虚,脾胃虚损运化失职,水谷肥甘之物无以化生气血精微,而转变为痰浊积聚体内,导致体态肥胖。肥胖病人多属于痰湿体质,脾虚是其根本。

### 2. 治疗方法

治疗原则:健脾益气,化痰祛湿。

治疗方药:参苓白术散合二陈汤加减。药用党参15 g,茯苓15 g,白术12 g,薏苡仁30 g,桔梗10 g,陈皮10 g,半夏10 g,厚朴10 g,山药15 g,砂仁(后下)5 g,甘草3 g。

随证加减:倦怠乏力加黄芪20 g;腹胀食滞加山楂15 g;痰多而黏加胆南星10 g,竹茹12 g;大便不畅加制大黄10 g,桃仁10 g。

服药方法:水煎2遍取汁400 ml,分2次温服。每日1剂,10剂为1个疗程。服药时间最长9个疗程,最短2个疗程。

【典型病案】患者,女性,32岁,肥胖2年余,伴头晕、倦怠、多梦、记忆力减退、胃脘痞满、便溏、行走困难。检查:身体呈对称性肥胖,体重72 kg,身高160 cm,舌质淡胖边有齿痕,苔白腻,脉濡。诊断:肥胖病。辨证属脾虚湿痰。治以温中健脾,祛痰利湿。处经验方:茯苓20 g,党参15 g,白术12 g,砂仁6 g,山楂30 g,厚朴12 g,泽泻20 g,陈皮 10 g,半夏 6 g,鸡内金 10 g,薏苡仁 30 g,甘草 3 g,水煎服。上方连服 30 剂,体重下降至 68 kg,头晕、倦怠、多梦、便溏、胃脘痞满等症状均消失。加枳壳 10 g,黄芪 20 g,再服 20 剂,体重下降至 63 kg,能正常工作。

【按语】　中医学将肥胖症患者称为"肥人"、"肥满",多列属"痰湿"证论治。《丹溪心法》说"肥白人多痰"。《傅青主女科》亦有"妇人体质肥盛,恣食厚味,痰湿内生……"记载。《石室秘录》概言之"肥人多痰,乃气虚也,虚则气不能运化,故痰生之"。故刘瑾对肥胖病人治以健脾益气,脾运则痰无由生。该方中茯苓、党参、白术、薏苡仁、山药健脾益气;半夏、陈皮、厚朴燥湿化痰;砂仁芳香入脾胃二经,可以化湿和胃;桔梗行肺气主肃降,助二陈汤化痰祛湿消脂。全方合用,使脾运正常,痰湿肥脂化解。

---

### 瑜伽瘦身呼吸法

　　瑜伽的深呼吸运动能增加体内细胞的氧气吸收量,使氧化作用增加而燃烧更多的脂肪细胞。现在来学习一种最基本的呼吸法——收腹收束呼吸法。

　　(1)选择一种能使你双膝稳固地靠落在地板上的瑜伽姿势打坐。

　　(2)两掌放在两膝上,放松,彻底呼气,悬息。

　　(3)在悬息的同时,把腹部肌肉向脊椎方向收缩。尽量长久地保持这个姿势。

　　(4)慢慢放松腹部肌肉,吸气。

　　(5)休息,直到你感到有力量再做这个练习时为止。重复做 3~5 次。

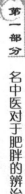

第一部分　名中医对于肥胖的辨治经验

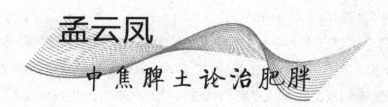

# 孟云凤
## 中焦脾土论治肥胖

肥胖病是目前常见病之一，发病率有逐年增高的趋势。肥胖可使劳动能力下降，并能引起冠心病、高血压、糖尿病、高脂血症等多种疾病。孟云凤医师（安徽中医学院临床医学二系，邮编：230038）治疗该病，以治脾为本，运用针灸减肥，效果满意。

## 1. 病因病机

孟云凤认为肥胖病是由于脂肪细胞数量增多、体积增大引起的。多系进食热量过多，或疾病所致体内热量蓄积，多余的热量便主要转化为脂肪，使体重增加，超过正常体重的 20％以上者称为肥胖病。中医将此症归于"痰浊湿重"之类。中医学认为，脾的主要生理功能是主运化、升清；主肌肉、四肢。机体生命活动的持续和气血津液的生化，都有赖于脾的运化功能。"脾主运化"是指运化水谷和运化水液两方面，二者可分而不可离。《内经》曰"饮入于胃，游溢精气，上输于脾，脾气散精，上归于肺"、"脾主为胃行其津液者也"，即为此生理功能的概括。若脾运化水谷、水液功能减退，则机体消化吸收失常，导致水谷在体内的停滞，不能化生为人体所需的精微物质，而产生湿、痰、饮等病理产物蓄于体内，出现肥胖等病症。如《素问·至真要大论》言"诸湿肿满，皆属于脾"，所以脾失健运是痰浊内聚引起肥胖的基本病机。

孟云凤认为从现代医学观点来看，中医脾是以消化系统为主的多器官系统的综合功能单位。脾虚是以消化系统功能障碍为主，涉及多器官系统的全身性功能低下的病理过程。研究表明，肥胖患者血浆皮质醇和醛固酮含量较低，提示患者肾上腺皮质功能减退，一方面易造成细胞外液容积的改变，引起水液代谢紊乱，符合中医关于"肥人多痰湿"理论。另一方面可导致脂质代谢障碍，而从中医的五脏生理功能来看，与人体脂质代谢最为密切的莫过于脾。《内经》中称脾能"化糟粕,转味而出入者也",即包括了现代医学所言的脂类代谢。经络学说认为,足太阴脾经与足阳明胃经,相互络属于脾胃,脾和胃相为表里,而共为消化系统的主要脏器,为人体气血生化之源。如《素问·灵兰秘典论》说"脾胃者,仓廪之官,五味出焉"。肥胖者进食过量,一方面是"胃强脾弱",胃主受纳、腐熟水谷,胃强则功能亢盛,腐熟太过,出现消谷善饥,食欲大增;另一方面是"脾胃虚弱",胃气虚亦不能腐熟,使水谷直接下传于小肠而多饮多食,如李东垣在《脾胃论·脾胃虚实传变论》中说"若胃气之本弱,饮食自倍,则脾胃之气既伤,而元气亦不能充,诸病之所由生也"。二者之根本在脾虚,脾虚不能为其化生精微,使多饮之水谷化为脂肪留于体内而生肥胖病,故肥胖病的根本在于脾虚。

### 2. 健脾为治疗根本

目前肥胖病临床针灸减肥的方法较多。孟云凤认为肥胖患者多有物质代谢异常,尤其脂质代谢障碍,患者虚实夹杂,本虚标实,各法的应用均当重在抓住脾虚之关键,方能治病求本,获速效长效。理脾当指脾胃二经的辨证运用。脾胃二经,互为表里,脉气相通,生理功能相辅相成,主司食物的消化吸收,为人体"后天之本"。因此他在临床治疗上首选脾胃经的三阴交、阴陵泉利水减肥。现代研究证明,针刺三阴交可直接增强输尿管蠕动,增加尿量而调整机体水液代谢;阴陵泉为常用化湿利水要穴,如《百症赋》"阴陵、水分,去水肿之脐盈"。取足三里、丰隆等穴健脾利湿减肥;足三里具较强的补益脾胃、助运消滞之功,足三里配内庭,可减少热量摄入,对于调整胃肠运动和吸收功能,促使体内堆积的脂肪被消耗利用有着主控作用;丰隆通腑化痰浊作用最为卓著,单取丰隆也可获得较好的降脂疗效。孟云凤认为临床还应根据病情采用不同补泻手法及不同配穴具体应用。

(1)若胃强脾弱,则湿热内蕴,《灵枢·经脉》有"气盛则身以前皆热,其有余于胃,则消谷善饥,溺色黄",可配公孙(平补平泻)、上巨虚、下巨虚、内庭(均用泻法)等穴合用,加强减肥作用。

(2)若脾胃功能失常,卫气郁结不畅,症见汗出、嗜睡,可配隐白、上巨虚、中脘、厉兑及四末之井穴而取效。

(3)若脾失健运,气虚湿滞,则重用三阴交、阴陵泉(补法)、丰隆(平补平泻),配以水分、天枢、关元、列缺等穴,有明显祛湿减肥之效。

(4)若脾胃虚弱致真元不足,患者汗多、嗜睡、口渴多饮等,临床可配以脾胃脏腑之俞、募穴等以引伸元气,配以关元、肾俞、太溪等穴以补真元之气,达减肥之效。

耳针减肥更以其简便、安全、效果显著为临床多用。耳穴不外主要以脾、胃、大小肠、内分泌等点,用之健脾清胃,使气机调畅,脾胃健运,水湿得以正常气化排泄,以调节消化系统及内分泌功能紊乱,抑制食欲,促进排泄而获减肥之效。肥胖者多交感神经功能低下,迷走神经功能亢进。研究表明,耳针可以改善交感神经的抑制和迷走神经的亢进状态,加强脂肪的分解,并且可增强肥胖患者下丘脑-垂体-甲状腺系统的功能,促进新陈代谢,从而食少、又无乏力、体倦,而获得减肥之效。

【按语】 孟云凤认为针灸减肥应以治脾为要,在治"脾"的基础上,正确辨析其他兼症,配用它法相辅运用,共同维持人体正常脂质代谢,而共奏降脂减肥良效。人体是一个可以实现自我完善的有机体,是一个内外表里相互联系并保持动态平衡的整体,在人体的内部与体表之间以及内脏相互之间、体表各部位之间存在着一个沟通联络并运行气血津液的经络系统。某些脏腑的异常,在与其相关的体表部位进行针灸或推拿就可以反馈性地调节相应脏腑的功能,并通过经络系统在全身产生整体调节反应,最终达到自我完善的目的。在目前众多的减肥方法中,针灸无毒副作用,作用维持时间长,疗效稳定,更适合于减肥治疗的长期性特点。

## 健脾轻身粥

银杏叶、红枣、赤小豆、小米各适量。将银杏叶煮水待用。用银杏叶水煮洗净的赤小豆,炖至赤小豆八分熟,将洗净的红枣、小米入锅,米熟即可出锅,食粥。功能益气补中,健脾补血,利水轻身。

# 王道友

## 湿阻气虚论治肥胖闭经

肥胖病是现代社会的常见病与多发病。 王道友医师（四川省宜宾地区二医院）从湿阻气虚辨治肥胖闭经，疗效满意。

### 1. 病因病机

王道友认为该病与痰、湿、气虚三者的关系密切，气虚是主要矛盾，而诸气之中又以脾肾为本。肾气虚，不能温脾阳，故脾虚运化失调，致痰湿内生，痰浊之邪郁阻，躯体丰满，壅阻胞宫。朱丹溪曰："妇人肥盛者，多不能孕育，以身中有脂膜塞子宫，致经事不行。"肥胖之人素体多痰多湿，或因恣食膏粱厚味，湿聚成痰，或因肾虚水泛，脾虚湿滞，痰湿内生，痰湿滞于冲任，致月经不调，甚至闭经。故《妇科切要》说："妇人经闭，必属痰湿与脂膜壅实之故。"王道友认为闭经纯属痰阻少见，多合并有肾虚、脾虚或气虚，尤肾阳虚即虚实相间较多见。

### 2. 治则方药

朱丹溪曰："肥盛妇人，禀受甚厚，姿于酒食，经水不调，不能成孕，以躯脂满溢，湿痰闭塞子宫故也。宜燥湿，祛痰行气。"王氏以温补肾阳、燥湿化痰、行血为治则，以肾气丸温补肾阳，以启宫丸燥湿化痰，理气解郁和中。

【典型病案】

**例1** 陈某，女，26岁，1995年9月12日初诊。主诉：身体异常肥胖4年，闭经、浮肿1年。患者于1991年起逐渐发胖，体重由48 kg增加到77 kg，月经周期渐渐推后，经量渐少。1年前出现经闭，伴双下肢轻度浮肿，浮肿时消时现，嗜睡，头昏，倦怠乏力，动则气促、心悸，食欲亢进、嗜食肥甘，大便时稀溏，小便清长，入夜多。曾多次求治，服用人工周期性甲状腺等西药，益气化痰、活血通经等中药，治疗1年未见疗效。月经史:17岁初潮,来月经后1年多,周期逐渐正常,21岁结婚,婚后半年人流一次,其后未再受孕。查体:身高156 cm,体重77 kg,呈对称性肥胖,双下肢凹陷性水肿,舌淡红,苔薄白,脉沉细。西医妇科检查未见异常。辨证属肾气虚,痰湿壅滞胞宫。

治疗原则:补肾气,燥湿化痰,佐以行血。

方药:肾气丸,早、晚各1次。燥湿化痰用法夏、陈皮、木香、香附、云苓、苍术为主,随证加白术、党参、牛膝等药,每日1剂。经以上治疗54天,月经来潮,经期3天,量不多,经红色,水肿消失,体重下降到72 kg,余症均好转。继续治疗2个月,诸症消失,后怀孕。

**例2** 刘某,女,31岁,于1995年12月25日诊。主诉:身体异常肥胖5年,月经紊乱3年多,闭经1年半。患者7年前未孕时体重53 kg,孕后体重增加至85 kg,产后1个月体重79 kg,现体重88 kg。产后月经周期紊乱,1～2个月一次,经量少,色红,1年半前出现闭经。自感头昏重,腰胀痛,喜卧,倦怠乏力,动则气促、心悸,食欲亢进,嗜食肥甘厚味。双下肢下午浮肿,偶有眼睑浮肿,二便可。1年多来以人工周期和中药等治疗,效果不佳。其他:16岁初潮,月经正常;23岁结婚,1年后顺产1胎。平素体健。查体:身高160 cm,体重88 kg,呈对称性肥胖,双下肢轻度凹陷水肿。舌淡红,苔薄白,脉沉细。检查:宫颈Ⅱ度糜烂,子宫内膜病理活体组织检查未见异常。辨证属脾肾气虚,痰湿壅滞胞宫。

治疗原则:脾肾双补,燥湿化痰,行气通经。

方药:肾气丸,早、晚各服1次。燥湿化痰予启宫丸加味:云苓、山楂、陈皮、法夏、苍术各12 g,香附、木香、川芎各10 g。治疗1个月,体重下降到82 kg,双下肢浮肿消失,诸症均有好转。服药2个月后,月经来潮,经期4天,经量约50 ml,经色红,宫颈炎症痊愈,诸症消失。

**【按语】** 王道友认为,引起闭经的原因不外乎血枯、血滞两类,即虚实两类。虚者,多因久病肝肾不足,或脾肾阳虚,肾阴亏损,气血虚弱,冲任血海空虚,无血可下;实者,多因血瘀痰阻、寒凝气滞、胞脉不通、经血不得下行。治疗以温补肾阳、燥湿化痰、行血为原则,另外嘱患者调理起居,加强锻炼,调节饮食,戒食肥甘厚味之品。

# 沈关祯
## 妇人肥胖闭经宜从痰湿辨治

妇人肥胖而闭经，目前在闭经病例中渐有增多之势。沈关祯医师（浙江省嘉兴市妇幼保健院，邮编：314000）以《万氏女科》所载之苍莎导痰汤为基础，从痰湿论治，将妇人肥胖闭经分成阴虚内热、痰湿阳虚、痰阻肝郁3型进行治疗，效果满意。

### 1. 阴虚内热型

临床表现：形体肥胖，时有头昏腰酸，口干，面色潮红，寐劣，大便干结，闭经，舌红、苔薄黄，脉细略数。

治疗原则：化痰祛湿，养阴清热，使养阴而不碍化湿，化湿而不伤阴，湿阻气滞得以通顺，血脉充盈，冲任调和，进而达到通经之目的。

方药：苍莎导痰汤（由香附、枳壳、茯苓、制半夏、炙甘草、陈皮、苍术、生姜、制南星组成），加生地、生姜、麦冬、炒知母、川石斛、炒丹皮、山萸肉、泽泻。

【典型病案】 薛某，36岁，于1996年9月10日初诊。两侧乳房作胀，小腹胀痛，心情常烦躁，口干，大便干燥。舌红少津，脉弦细略数。形体肥胖已4年，月经后期而至，量中色紫。初起注射黄体酮，月经能够来潮。1年后注射黄体酮已无明显效果，而肥胖则日益加剧，体重增加。现停经6月余，妇检及B超检查均无异常发现。辨证为痰湿壅滞，阴虚内热，冲任不利，治以化痰养阴、清热调经。以上方去川石斛、泽泻调治2个月，小腹胀痛、头昏、神烦、口干、大便干结等症状均消失，体重减轻1.5 kg。自觉小腹微胀且乳胀满，脉弦滑，为经行之兆。处上方去炒知母、炒丹皮，加益母草15 g，生山楂30 g，柏子仁10 g。5剂后月经来潮，量中色紫，血块较前为少，经行渐畅，5天干净。嘱守上方调理3个月，月经按时来潮，体重5个月后已下降7 kg。

## 2. 痰湿阳虚型

**临床表现**：形体肥胖，肌肤松弛，乏力嗜睡，带下量多，腰酸膝软，大便溏薄，闭经，舌淡红、苔薄，脉细。

**治疗原则**：治湿者宜燥之，治痰者宜温而化之。

**方药**：苍莎导痰汤，配伍鹿角片以益肾壮阳、活血消肿，续断、桑寄生、甜苁蓉等以补肾调冲。脾虚者加炒白术，嗜睡者加石菖蒲。

【**典型病案**】 李某，35岁，闭经1年而求诊。形体肥胖，肌肤松弛，神疲乏力，胃纳尚可，大便溏薄。舌淡红、苔薄白，脉细。患者2年前月经逐渐推迟，45～60天一至，身体也渐肥胖乏力。辨证为痰湿阳虚，治以温补化湿祛痰调冲。以上方加益母草15 g，桑寄生、当归、续断各10 g，炒枳壳5 g。5剂后经行，量中色鲜，3天净。再宗上方去当归、益母草，加仙灵脾10 g以调理。

## 3. 痰阻肝郁型

**临床表现**：形体肥胖，时有胸闷，两侧乳房胀痛或小腹痛，神烦，腰酸，闭经，舌淡红，脉弦滑。

**治疗原则**：化痰祛湿，疏肝理气，使肝气条达，冲任调畅。

**方药**：苍莎导痰汤去生姜，加青皮、鸡苏散、柴胡。腰酸者加续断、桑寄生；乳腺小叶增生者加海藻、夏枯草、麦芽。

【**典型病案**】 王某，29岁，因月经3个月未至而来求诊。胸闷，乳房胀痛，带下量少，色黄稠，小腹微胀。舌淡而边尖红、苔薄，脉弦滑。结婚后4年未孕。查：除双侧输卵管轻度炎症外，余正常，男方精子检查正常。屡经西药治疗而未孕，形体逐渐肥胖，月经推迟，时有小腹胀痛。辨证为痰阻肝郁，治以疏肝理气、通络清热。处方以红藤20 g，茯苓12 g，蒲公英、生地、忍冬藤、麦芽各15 g，柴胡、青皮、橘核络各6 g，炒黄柏、鸡苏散（包）、制半夏、川楝子各10 g。半个月后复诊，上述诸症均已消失而月经仍未来潮。处以陈胆星、青皮、炒苍术、陈皮各6 g，茯苓、制香附、鸡苏散（包）、当归、制半夏各10 g，炒枳壳5 g，生地、益母草、麦芽各15 g。服药1周后月经来潮，量多色紫夹块；月经干净后，去益母草、当归，加菟丝子、仙灵脾、路路通各10 g，石楠叶15 g。7剂后停服，后孕一子。

# 陈 香

## 温补脾肾辨治肥胖并发闭经

肥胖病是近年来发病率逐渐升高的一种常见病，且女性发病率比男性高 1 倍。陈香医师（北京中医医院，邮编：100010）采用温补脾肾法治疗女性单纯性肥胖并发闭经，疗效满意。

### 1. 病因病机

肥胖是一种常见的营养障碍性疾病，是由于遗传因素与环境因素相互作用使机体生化及生理机能改变，导致机体脂肪组织的量过多或脂肪组织与其他组织的比例过高。一般认为体重超过标准 10％（也有人定为超过 20％），才诊断为肥胖。体重的增加，除因脂肪过多外，也可由于水分潴留或肌肉发达，故需排除后两种情况。目前已可测定体内总脂，30 岁时，正常男性总脂约为体重的 15％，女性为 22％，如男性超过 25％，女性超过 30％～35％即为肥胖。

中医学早有"肥人多痰湿"和"肥人气虚"之说。《景岳全书》中谓之"肥人者，柔胜于刚，阴胜于阳也"。可见肥胖与肾气、命门之火的盛衰有关，若阳气衰微，不能正常运行津液，气化失职，不能化气降浊，使津液停留积聚，逐渐蕴结成痰湿，痰的产生也是脏腑功能失常，使津液不能化生、输布和排泄。脏腑中肾为先天之本，水火之根，司开阖；脾为后天之本，主运化，若肾气虚衰及阳，损及脾阳，脾失运化，则水湿停聚，聚于肌肤而体形肥胖。可见脾肾阳虚是女性肥胖病中值得重视的证型之一。同时，脾肾阳虚，水湿不化，冲任受阻，经隧不通，以致经血不得下行而成闭经。正如古人所云："肥人经闭，必是痰湿与脂膜壅塞之故。"湿盛上泛为痰，下泛为带，气血生化无源，血海不充则量少经闭，可见女性肥胖与闭经关系密切。

## 2. 临床表现

体胖,疲乏无力,腰酸腿软,畏寒肢冷,便溏,舌淡苔薄白,脉沉细无力,同时伴有闭经。

## 3. 治疗方法

原则:温补脾肾,健脾利湿。

治疗方药:黄芪 20 g,仙灵脾 15 g,茯苓 15 g,白术 10 g,山药 10 g,当归 10 g,泽泻 10 g,泽兰 10 g,川断 10 g,肉桂 3 g。

随证加减:带下清稀者加补骨脂 10 g。

疗程:每日 1 剂,每日 2 次,3 个月为 1 个疗程,平均治疗 2 个疗程。

方解:方中黄芪、仙灵脾为君药,温补脾肾;配以肉桂、川断、白术温肾助阳化气而加强脾运,茯苓、泽泻健脾利湿;佐以山药,使其补而不燥,泻不伤阴;当归、泽兰养血活血,入血分以通经行水。全方使肾充脾运,痰湿得让,经水自行。此乃"补而通之"之意。陈香发现,随着痰湿渐祛,体重渐降,闭经也随之恢复正常。

---

### 选择"减肥水"的秘诀

矿物质成分钙和镁对减肥非常有效。适当地摄取钙和镁是成功减肥的秘诀之一。

缺乏钙和镁会引起四肢痉挛或麻木。理想的钙镁搭配比例为 2：1。

硬水中的矿物质含量较大,饮用过多会给内脏造成负担,引起腹泻。另外,如果肠胃功能较弱的人只喝硬水,有损坏身体的危险。正确的饮用方法是先喝中硬水(硬度为 101～300 mg/L),然后让身体慢慢地适应硬水。

# 潘瑞亮

## 分型辨治肥胖女性闭经

肥胖女性在行经年龄停经 3 个月以上者谓闭经。 闭经是肥胖女性常见病症之一，既能带来身体不适，也会引起不孕，故应及时治疗。 潘瑞亮医师（江苏省南京市第一医院，邮编：210006）对该病的辨证独特，以经验方治疗该病，疗效卓著。

### 1. 病因病机

肥胖女性闭经的原因，如《素问·通评虚实论》曰："肥贵人，则膏粱之疾也。"《金匮要略》曰："妇人之病，因虚、积冷、结气，为诸经水断绝。"又如《古今名医汇粹·诸郁症》曰："盖气、血、痰三病，多有兼郁者。"潘瑞亮认为肥胖女性闭经可分虚实两证。虚者多属气血虚损、肝虚肾亏；实者则因痰湿阻滞、气血郁滞，从而导致脏腑功能障碍，冲任失调，气血不足，以致闭经。

### 2. 分型论治

（1）虚证

临床症状：多见形体胖，精神不振，身疲乏力，面色少华，头晕心悸，腰膝酸软，闭经，脉细无力，舌苔薄白，舌质淡。

病机：气血虚损，肝肾虚亏。

治疗原则：补益肝肾、养血通经，佐以降脂。

方药：黑豆、草决明、黄芪、山楂各 20 g，熟地、杜仲、山萸肉、生地、当归各 15 g，白术、茯苓、鸡血藤各 12 g。

（2）实证

临床症状：多见身体肥胖，精神抑郁或倦怠或烦闷，胸胁胀闷，闭经，带下量多，脉象沉弦或滑，舌苔白质紫。

第一部分　名中医对于肥胖的辨治经验

病机：痰湿阻滞，气滞血瘀。

治疗原则：行气化痰，祛瘀通络，佐以降脂。

方药：制半夏、漏芦、制南星、防己各 10 g，生地、草决明、水牛角（先煎）各 20 g，牛膝、枳壳、香附各 12 g，茯苓、鸡血藤各 15 g。

**【典型病案】** 兰某，女性，22 岁，未婚。身体肥胖，身高 162 cm，体重 70.5 kg（标准体重应为 55.8 kg，已超过标准体重 20％以上）。经常闭经 3 个月以上，伴有小腹胀痛，时常烦闷，胸胁作胀，白带量多，饮食正常，大便干结，两日一解，舌苔白根薄黄，脉象沉弦。辨证为气滞血瘀，痰湿阻滞。治以行气化痰，活血祛瘀通经，加入降脂减肥之品。药用生地、山楂、草决明各 20 g，白术、茯苓、鸡血藤各 15 g，漏芦、制南星、防己各 10 g，牛膝、香附、枳壳各 12 g，番泻叶 5 g（后下）。服上方 5 剂，月经来潮，胸胁及小腹胀痛消除，大便每日 1 次，心情舒畅，28 天后再服原方 3 剂，月经来潮，下一月的月经自然来潮。

**【按语】** 潘瑞亮认为治疗肥胖女性闭经时，既要分清虚实辨证治疗，同时在方中应加入降脂减肥药物，如山楂、水牛角、茯苓、黑豆、草决明、漏芦等药物，从而做到辨证与辨病相结合。还嘱肥胖女性平时应注意运动，如加强上肢肌的练习，做俯卧撑；加强躯干肌的练习，可采用仰卧起坐；加强下肢肌的练习，可采用仰卧举腿、仰卧收臀。这样既可以减肥，对促使月经正常也是有好处的。还发现有的女性体重不断增加，原因在于多饮多食，大便干结，不到 1 年时间就成为肥胖者，用药时加入生地、泽泻、防己等有抑制食欲作用的药物，并配合降脂减肥，可使肥胖女性体重恢复正常，对保持月经正常也是有益的。

## 消耗脂肪的九大妙招(一)

1. 勿忘早餐。吃早餐可使身体的新陈代谢早一点开始。

2. 散步提点重物，负重一磅走路，每分钟可多消耗 3 千卡热量。

3. 少食多餐。含有同样热量的食物，一天分一二次吃比分多次吃容易发胖。

4. 少吃脂肪。身体消耗脂肪所需热量远远小于消化碳水化合物所需热量。

5. 站着打电话。这样比坐着打电话每分钟多消耗一点热量。

# 宋和平
## 中西医结合治肥胖

宋和平医师（上海市黄浦区中西医结合医院，邮编：200010）采用中西医结合方法治疗肥胖病，疗效满意。

### 1. 诊断标准

宋和平诊断参照 1991 年在上海召开的全国第三届肥胖病研究学术会议上制订的"单纯性肥胖病的中西医结合诊断标准"。排除标准：年龄＜18 岁，＞65 岁；轻度肥胖病；合并严重糖尿病、心衰、心律失常、高血压危象；有严重肝肾功能损害。

### 2. 治疗方法

（1）中药治疗：宋和平经验方"芪黄汤"：生黄芪 15～30 g，首乌、丹参各 15 g，枳壳 10 g，海藻 15 g，白芥子 15～30 g，黄芩 10 g，生大黄 9～15 g，每日 1 剂，煎服。若有水肿加车前子、冬瓜皮各 30 g；合并高脂血症加生山楂 15～30 g，荷叶 12 g；合并脂肪肝加决明子 15 g，茵陈 10～15 g。

（2）西药治疗：用芬氟拉明餐前半小时口服，第 1～第 2 天晚餐前 10 mg；第 3～第 6 天早、晚餐前各 10 mg；第 2 个星期始三餐前各 10 mg；3 个月（1 个疗程）后每 2 个星期减 10 mg，即前 2 个星期早、晚餐前各 10 mg，后 2 个星期晚餐前 10 mg 至停用。增量与减量均用递增减法。

**【典型病案】** 姚某，女，55 岁。40 岁开始发胖，嗜睡，活动少，嗜食零食（瓜子、冷饮、水果类），三餐食量为早 50 g，中 50 g，晚 100 g，已停经，大便每日 1 次。顺产两胎。家属中父母肥胖。合并高脂血症、高血压、脂肪肝、糖尿病（空腹血糖 9.2 mmol/L）。BP 150/90 mmHg（1 mmHg＝0.133 kPa）。身高 159 cm，体重 89 kg，腰围 111 cm，臀围 111 cm，脂肪度 46.1%。诊断为重度肥胖。综合降脂治疗（一般治疗＋芬氟拉明＋中药)1个疗程后,体重75 kg,腰围94 cm,臀围99 cm,脂肪度38.0%。期间每月随访1次,随访1年后,体重76 kg,腰围96 cm,臀围99 cm,脂肪度38.2%,血压、血糖、血脂正常,临床上无不适症状。

**【按语】** 宋和平认为肥胖病的病机是脾肾亏虚为本,痰湿内阻为标。由于脾气虚弱,运化无力,水谷精微化生不利,蓄积为脂浊痰湿。肾气虚弱,脂浊水湿难以气化排泄,痰湿脂浊充盈躯体,形体发肥而身重。故所谓"肥人多气虚"、"肥人多痰湿"是对肥胖病病机的高度概括。宋和平经验方中生黄芪补益肺脾之气;制何首乌补肾益精,合用补益肺脾肾,治本为君;枳壳、丹参理气活血,海藻、黄芩、白芥子化痰降浊,且白芥子能祛皮里膜外之痰,生大黄通腑泻浊,治标为臣使。若气虚明显者加灵芝草补益心肺肾之气,合黄芪、何首乌为君。现代药理研究证明,黄芪具有增强免疫功能、降血脂、扩血管、降血压等作用;制何首乌具有增强免疫功能,降血脂、保肝等作用;丹参能改善血液流变学和微循环,抑制细胞内源性胆固醇形成,促进免疫功能;黄芩的黄酮类成分有显著的降血脂作用,并能抑制从葡萄糖合成脂肪,还具有护肝、利胆、降压等作用;生大黄具有降血脂、利胆、保肝、提高机体免疫功能等作用;灵芝草能降血压,对肝脏有保护作用,并能降低谷丙转氨酶,还有降血糖等作用。

芬氟拉明通过促进中枢系统神经末梢中的5-羟色胺释放,从而增加胆内5-羟色胺的浓度,抑制食欲,减少摄入量而减肥。芬氟拉明的副作用有腹泻、腹痛、头晕、乏力、口干、恶心、嗜睡。"芪黄汤"配合芬氟拉明,既能加强治疗作用,又可减轻芬氟拉明的副作用,故疗效满意。

## 消耗脂肪的九大妙招(二)

6. 离开办公桌。上班的时候,也可找机会多消耗热量,例如去另一层楼的洗手间。

7. 站起来跳舞。跟着音乐节拍跳舞;什么音乐都可以。可消耗与跳健美操同样多的热量。

8. 千万不要靠节食减肥。如果所需热量供应明显减少,身体会自动放慢代谢速度以储存能量。

9. 能坐则坐。坐着读书或看电视,比躺着看书多消耗5%的热量。

第二部分　名中医治疗肥胖的
验方效方

# 梁贤家

## 国医大师朱良春之加味消核汤治女性肥胖

"消核汤"是国医大师朱良春用以治疗"乳癖（乳腺小叶增生症）"之经验方。梁贤家医师以加味消核汤治疗女性肥胖症，疗效满意。

### 治疗方法

组方："消核汤"由炙僵蚕 12 g，蜂房、当归、赤芍、香附、橘核各 9 g，陈皮 6 g，甘草 3 g 组成。加味消核汤即是由上方基础上加全瓜蒌 9 g，枇杷叶 6 g，夏枯草 9 g，川朴 6 g 组成。

用法：每日 1 剂，水煎 2 次，分早、晚各服 1 次，连服 30 剂；或"消核汤"研细末，每日服 2 次，早、晚各服 10 g。另每日用全瓜蒌 9 g，枇杷叶 6 g，夏枯草 9 g，川朴 6 g，水煎送"消核汤"细末服。

【典型病案】 李某，女，41 岁，小学教师，1996 年 8 月 17 日就诊。诉右侧乳房肿块，伴经前增大胀痛 7 个月，加重 3 天。查体见右侧乳房外上象限块状肿物约 3 cm×4 cm，移动，硬度中等，乳房表皮光滑。身高 158 cm，体重 66.2 kg。舌质淡红，苔薄白，右脉略弦。诊断为乳腺小叶增生症、肥胖症。给予加味消核汤 5 剂。8 月 24 日复诊，诉乳房肿块变软，疼痛减轻，同时觉腹围明显减小，戒指松脱，称体重发现减轻 1.2 kg，余无任何不适。原方继进 5 剂。8 月 31 日三诊，见乳房肿块明显变小，约为 1.0 cm×1.5 cm，体重为 63.1 kg，余无任何不适，原方再进 5 剂。9 月 14 日四诊，乳房肿块消失，体重 59 kg，脉平。1999 年 2 月随访，乳房肿块没有复发，体重仍保持在 59 kg 左右，无反弹现象。

第二部分 名中医治疗肥胖的验方效方

【按语】 中医学认为"肥人多疾"、"肥人湿多"、"肥人多痰",为气虚,虚则不能运行,故"痰易生"。肥胖症多虚实相兼,本虚标实。病位在肝脾肾三脏,其本多为气虚,其标多为痰湿与瘀血。梁贤家认为肥胖症不但以气虚为其本,气滞亦为其本,尤其为肥胖轻症,或妇女肥胖症,"气滞"为本而治,疗效显著,治疗时间亦短。其病定位在肝肺脾肾四脏为多。加味消核汤具有疏肝解郁、宣肺化痰、健脾燥湿、温肾行气、和血消瘀之功,使气血运行通畅,痰湿瘀得化,故治疗肥胖症效果显著。

## 降脂减肥粥与饭

(1)茯苓粥:茯苓粉20~30 g,粳米100 g,红枣5枚。先将红枣一剖两半去核;粳米淘净放入锅中,加茯苓粉、红枣和适量清水,一同煮成粥即可。茯苓甘平而淡,利水渗湿,健脾和中;红枣甘平,补脾益气。

(2)莲子八宝饭:莲子100 g,糯米300 g,山楂糕、果脯青梅、青红丝、蜂蜜、白糖、淀粉各少许。把糯米洗净后,加适量清水煮至七八成时捞出;干莲子用水发好亦煮熟捞出,取一瓷碗抹少许蜂蜜,中间码京糕块(或条),外码青梅,再码莲子,盛上糯米和撒上青丝红丝少许,上笼屉蒸熟取出翻倒在盘上;另用水淀粉和白糖勾芡浇在米饭上即可。莲子甘平,补脾养心益肾,《神农本草经》载其有轻身耐老之效。常服食可以益颜益寿。

(3)车前子二米粥:车前子(布包)10 g,玉米200 g,小米100 g。先将玉米、小米洗净和车前子(布包)同放入锅内,加水适量,熬成粥,即可食用。本粥可清热、化痰、养胃、平肝、利水瘦身。

# 于真健

## 验方千金老来瘦汤
## 治老年性肥胖

于真健医师以经验方千金老来瘦汤治疗老年性肥胖病，疗效满意。

### 1. 病因病机

于真健认为肥胖除与先天禀赋有关外，更与后天因素相关，在诸多因素中，饮食和运动是主要原因。由于老年人生理功能下降，代谢减慢，活动相对减少，机体对糖、脂肪、蛋白质三大营养既不可缺也不可多，如果不改变多年养成的饮食习惯或进食过多的脂肪和糖类，而又多卧、多坐，缺少一定的活动，会造成体内脂肪的大量堆积，而发为肥胖。

### 2. 诊断标准

按 1987 年全国中西医结合肥胖症研究学术会议建议成人标准体重(kg)＝［身高(cm)－100］×0.9。当体重超过标准体重的 10％为超重，超过 20％则可诊断为肥胖症，超过 30％～50％者称中度肥胖，超过 50％者称重度肥胖。

### 3. 治疗方法

方药组成：虎杖、生山楂、葛根、车前子各 30 g，夏枯草、泽泻各 15 g，大腹皮、炒莱服子、桃仁、王不留行各 12 g。

随证加减：脾虚湿滞者加当归、黄芪、川朴各 10 g；肝气郁结者加郁金、柴胡、枳实各 10 g；胃热湿阻者加黄连 6 g，菖蒲 12 g；气滞血瘀者加生香附、芜蔚子各 12 g。

服药方法：每日 1 剂，水煎二汁，混合后分 2 次服，30 天为 1 个疗程。停药后每日用生山楂 30 g，夏枯草 10 g，开水浸泡代茶饮服。

【按语】 于真健认为肥胖病临床证型多,症状复杂,虚中有实,实中有虚,虚实并见,寒热交错,多脏受累,故应着眼于本质。他概括其病机为"肥人多痰湿"。痰湿阻滞,气血运行不畅是其主要病理变化。处方用药的作用点是抑制体内脂肪的合成,促进体内脂肪的转化,调整体液的代谢和平衡。方中葛根有较强的解痉作用,能扩张血管,增强毛细血管通透性,改善微循环;虎杖、山楂、桃仁、莱菔子、车前子活血散结,化瘀利尿通便,夏枯草、泽泻、大腹皮清肝泄热,下气宽中;更有王不留行通利关窍,走而不守。全方具有活血散结、化浊行滞之效。现代药理研究表明,选用改善血液流变性和降脂、扩张血管的药物,对治疗单纯性肥胖疗效好。

## 办公室人群的健美胸腔呼吸操

坐在高椅子边缘,脚面与小腿成 90°,小腿与大腿成 90°。"先将臀部收紧",这是坐的要求。因为,一般来说,坐的时候坐骨会变宽,臀部变大。想要将臀部变小的人,一定要将臀部收紧再坐下。而且,应该用手将臀部肌肉按向内侧。这样,背脊会挺直,坐姿也更漂亮。养成这样的习惯,臀部会变小一圈,形状也会更好。

收紧腹部,两只胳膊打直放在腿上,两肩向上抬,肩胛骨向后扩张,两眼平视,头部有被上拉的感觉。内脏上移,胸部扩张,是便于进行胸腔呼吸的姿势。练习这一基本姿势。试试看,吸气,一,二……再呼气,一,二……

# 熊兆荣

## 验方轻身汤治单纯性肥胖

熊兆荣医师（安徽省霍山县第二人民医院，邮编：237281）以经验方轻身汤治疗单纯性肥胖症，疗效满意。

### 1. 病因病机

熊兆荣认为单纯性肥胖症的早期，气血阴阳尚未明显失衡，患者仅有轻微症状，如头昏、身重、乏力、气短、腰膝酸软等。根据中医理论"肥人多痰湿"，认为肥胖的病机在于肝脾肾的水液代谢功能失调。痰浊为阴邪，滞留血脉，致血液流变异常，形成气滞血瘀，痰瘀同病。

### 2. 治疗方法

治疗原则：健脾益气，活血理气，通腑导滞，降浊化饮。

治疗方药：经验方轻身汤。组成：党参 15 g，白术 10 g，黄芪 3 g，苍术 15 g，柴胡 10 g，陈皮 10 g，丹参 15 g，姜黄 10 g，山楂 15 g，大黄 15 g，海藻 15 g，泽泻 10 g，荷叶 15 g，决明子 10 g。

服药方法：水煎，每剂分 3 次服，早午晚饭前半小时各服 1 次。一般服药 1～2 个月后不仅感觉症状消失，而且体重、血胆固醇、甘油三酯的指数均下降至正常或接近正常。

**【典型病案】** 朱某，男，39 岁，1993 年 3 月 31 日就诊。患者嗜睡，喜食肥肉，体重逐年增加。1992 年自觉头昏、乏力，肝区不适，胃胀，大便不成形，经某医院诊断为脂肪肝，服用西药效果不明显。刻诊：主诉自觉症状未减，舌质黯，苔腻，脉弦缓。身高 1.65 cm，体重 83.5 kg，血清胆固醇 7.1 mmol/L，甘油三酯 2.55 mmol/L。服轻身汤 30 剂后，自觉症状消失，体重降至 72.8 kg，血清胆固醇 5.45 mmol/L，甘油三

第二部分 名中医治疗肥胖的验方效方

— 37 —

酯1.03 mmol/L。复查:肝活检证明脂肪肝消失,1年半后询问无相关并发症发生。

## 身体排毒总动员

(1)大脑排毒方案:保证充足的睡眠,放松心情,给大脑减压。

(2)胃排毒方案:不要空腹吃对胃刺激大、过酸、过辣的食物。尽量规律用餐,保证胃的健康。

(3)淋巴系统排毒方案:每天洗10～15分钟温热水浴,以促进淋巴回流,天冷时可每天用热水泡脚代替。

(4)眼睛排毒方案:很少流泪的人不妨每月借助感人连续剧或切洋葱,让你的泪腺运动一次。哭完后别忘了补充水分。

(5)肺脏排毒方案:于空气清新的地方或雨后空气清新时练习深呼吸,或主动咳嗽几声帮助肺脏排毒。

(6)肝脏排毒方案:练习瑜伽。瑜伽是顶级的排毒运动,通过把压力施加到肝脏等器官上,改善器官的紧张状态,加快其血液循环,促进排毒。

(7)皮肤排毒方案:每周至少进行一次使身体出汗的有氧运动。

(8)肾脏排毒方案:充分饮水,不仅可稀释毒素在体液中的浓度,还促进肾脏新陈代谢,将更多毒素排出体外。特别建议,每天清晨空腹喝一杯温开水。

(9)大肠排毒方案:养成每日清晨规律排便的习惯,缩短大便在肠道停留的时间,减少毒素的吸收。多吃粗纤维食物可以促进肠蠕动,防止便秘。

# 戴贻超

## 验方清肝降脂散治肥胖

戴贻超医师以经验方清肝降脂散治疗肥胖病，疗效满意。

### 1. 诊断标准

成人标准体重＝身高(cm)－105；超过标准体重20％为肥胖病，超过20％～30％为轻度肥胖，超过30％～50％为中度肥胖，超过50％者为重度肥胖。

### 2. 治疗方法

清肝降脂散组成：由生苡仁、决明子、泽泻、山楂、黄芪、五味子、大黄等组成。每包2 g，每日2次，每次1包，沸水冲服，3个月为1个疗程。

【按语】 戴贻超认为肥胖病多与脾虚、痰、热、湿、气滞、血瘀等因素有关，主要累及脾、胃、肝、肾等脏腑。清肝降脂散中苡仁、泽泻为利水渗湿药，有降脂、抗脂肪肝、利尿、降血压、降血糖作用。现代医学研究表明，泽泻既能干扰外源性总胆固醇的吸收，又能影响内源性总胆固醇代谢；大黄、决明子消肝利胆、攻积导滞、活血祛瘀，药理研究表明其有降低血黏度、改善微循环、干扰脂质合成和抑制总胆固醇沉积等作用；山楂既可健脾理气、消食化积、散瘀行滞，又能加速血脂的清除作用。

# 张宽智

## 祛痰化瘀软坚汤治肥胖闭经

张宽智医师（华北石油管理局总医院，邮编：062552）以经验方祛痰化瘀软坚汤治疗女性肥胖闭经，疗效满意。

### 祛痰化瘀软坚汤组成

姜半夏、陈皮、茯苓、当归、三棱、枳壳、香附各 12 g，海藻、昆布、制胆南星各 10 g，水蛭、大黄各 6 g。水煎 2 次，取汁 400 ml，每日早、晚饭后 30 分钟服。

### 随证加减

肝郁气滞明显者加瓜蒌、柴胡，去制胆南星、大黄；肝肾不足偏阳虚者加仙茅、肉桂，去半夏、昆布，阴虚者加生地、沙参，去半夏；气血虚弱者加黄芪、党参、白芍、熟地、大枣，去半夏、枳壳、三棱、大黄；寒湿凝滞者加苍术、泽泻。3 周为 1 个疗程，一般服 1～3 个疗程。

【典型病案】 刘某，女，27 岁，已婚，会计师，于 1990 年 3 月 5 日初诊。主诉：闭经 1 年余。患者 13 岁月经初潮，期、量、色、质正常。22 岁结婚后，因情志不畅，加之过食肥甘厚味，日渐形体肥胖，经量稀少，周期无规律。婚后 4 年不孕，其父母及夫不欢，后致月经停闭，症见形体肥胖，胸闷胁胀，心烦易怒，呕恶痰涎，小腹胀满，白带多且质黏，食欲尚可，大便时溏。某医院妇科诊断为：①继发闭经，原因待查。②内分泌失调。曾四处求中西医治疗无效。诊见舌质淡体胖边有瘀斑、苔薄白根厚而腻，脉弦滑。辨证属痰瘀互结，气血壅滞，治以祛痰化瘀，软坚调经。方用祛痰化瘀软坚汤加柴胡、瓜蒌，水煎服。进药 14 剂后胸闷胁胀、心烦易怒、呕恶痰涎大减，药达病所。继上方随证加减连服 2 个疗程，月经来潮，量多色紫黑夹有血块，行经 1 周而净。为巩固疗效，嘱每月经期前后各服 7 剂，连服 3 个周期，月经正常，量中色红，形体渐瘦，诸症均除。后生一男婴,随访未复发。

**【按语】** 张宽智认为女性肥胖闭经与肝有密切联系。肝主疏泄藏血,又为血海,为女子先天之本。肝若疏泄失职,无力助五脏六腑化生精微,消化水谷,分别清浊,传送糟粕,加之过食肥甘厚味,湿聚脂积,气血瘀阻,致使痰湿瘀脂留滞全身肌肤、脏腑诸窍之中,脂积任久,痰瘀互结,冲任不能相资而致肥胖闭经症。周学海曰:"脾胃乃升降之经,肝者升降之枢也。"由此可见肥胖闭经症与肝的关系甚为密切,应从肝生痰论治。故处以祛痰软坚、活血化瘀的祛痰化瘀软坚汤,方中半夏、茯苓、陈皮、制胆南星疏气祛痰,降脂化浊;当归、三棱、红花、水蛭、大黄破血逐瘀,推血调经;香附、枳壳疏肝理气,化痰通络;更配海藻、昆布软坚散结,通窍活络,且有祛痰化瘀之力。诸药合用,能使肝疏痰祛,血活瘀化,脂降窍通,五脏六腑皆安。

---

### 美容纤腰操

(1)仰卧,两臂上伸触及地面,臀部贴地,蜷起两膝贴近胸部。伸直一腿使其接近地面,但不要着地。将腿收回再使膝部靠近胸部,同时伸直另一条腿。再将这条腿收回,这种动作很像踏脚踏车,两腿各伸直 4 次。

(2)先深吸一口气,感觉胸部的扩展。然后再专注于扩展胸部,不要去想吸入空气。你会发现无须用力吸气,也能把胸部扩至最大。最后将气完全呼出,继续保持呼气,同时扩展胸部。如果这个动作做得正确,肚子便会自动内缩。然后试行下一动作:站立,两脚分开与肩齐宽,双手叉腰,用力将气完全呼出,继续呼气扩胸,使腹部向内紧缩,保持姿势 6 秒钟。放松,恢复开始姿势。

# 李培生

## 验方消瘦减肥丸治肥胖

李培生医师(湖北中医学院,邮编:430061)以经验方消瘦减肥丸治疗肥胖病,疗效满意。

### 1. 病因病机

李培生认为肥胖病发病有内因、外因两种。内因多由于遗传,上一代直系亲属是肥胖型者,其下一代子女在初老期阶段,多容易出现肥胖体征。外因多以素嗜醇酒厚味为其诱因,其中以嗜饮啤酒、爱食肥肉及爱逸恶劳之体尤为多见。《内经》谓"凡治消瘅、仆击、偏枯痿厥、气满发逆肥贵人则膏粱之疾也"(《素问·通评虚实论》)。不仅指出了肥胖病的发病原因,而且提出了因肥胖而招致所续发病患的依据。

### 2. 治疗方法

主治方剂:消瘦减肥丸方。药物组成:法半夏 30 g,浙贝母 30 g,海蛤粉 30 g,昆布 30 g,海藻 30 g,橘红 20 g,茯苓 50 g,沉香末 10 g,炒枳实 20 g,炒建曲 20 g。

功用:消水气,祛痰湿,理气除满,软坚散结。

方解:方用法夏、浙贝母、海蛤粉为消水气化痰湿要药;昆布、海藻软坚散结;沉香、橘红理气降逆;枳实祛中焦之痞塞;建曲助脾气以健运,茯苓促使水湿下行,从而达到消瘦减肥的效果。

配制方法:以上 9 味药物(除沉香末外)混合一处,焙干存性,再加入沉香末,共碾为细末,水泛为丸如梧桐子大,贮于瓷瓶中备用。

随证加减:如脾气虚加党参、焦术各 30 g;上焦火盛、目赤面红加炒黄芩 30 g;大便秘结加炒瓜蒌仁 50 g;心悸甚者,加党参、茯神各 5 g。

服药方法:饭前每次吞服 10~20 g,每日 2~3 次,白开水送下。

【典型病案】　某女,30 多岁,曾住武汉市某大医院多日,诊断为脑垂体前叶增大症,服药无效,特来求治。患者出现肥胖病典型特征,每日体重以 0.5 kg 速度增长,月经尚好。根据中医"怪病多生于痰"的理论,处以减肥经验方,药用陈胆星、海蛤粉、法夏、浙贝母、茯苓、橘红、昆布、旋复花、炒竹茹、枳实等,并加礞石滚痰丸吞服。此方服数剂后,体重停止增加,后又嘱其常服,体重又有所下降。

【按语】　李培生认为治疗肥胖病要以预防为第一要点,特别是对有遗传体征的患者。在青年时期,要细心注意,多做户外运动,戒暴饮过食。到壮年渐现该病初征时,特别要节制饮食,多做步行及适当运动。该病显著时,以注意饮食调摄为第一要点:宜戒酒,特别是啤酒。摄取脂肪含量少之肉类、鱼类,或多食不含脂肪之蔬菜、水果,即多进素食,才能减轻体重。

## 减肥时喝水的时间很重要

减肥时一定要注意把握好喝水的时间。虽说喝水有助于减肥,但随意地喝水就没什么效果了。

硬水有抑制食欲的功效,所以,饭前喝一杯硬水可以防止进食过多。另外,在减肥过程中容易缺乏钙和镁。所以,要尽可能多地摄取这两种矿物质成分。如果钙和镁不足,即使减肥成功,以后反弹的几率也会很高。

并且,喝水后要注意多上厕所。这样坚持下去,大约过 30 天(因人而异),效果就能显现出来。

# 乐 芹

## 荷泽口服液治儿童肥胖

乐芹医师（湖北中医学院附属医院儿科，邮编：430061）以荷泽口服液治疗儿童单纯性肥胖症，疗效满意。

### 1. 病因病机

乐芹认为儿童单纯性肥胖症的发病率正逐年增多，这同人民生活水平提高、饮食热量过多、活动量减少、精神、环境、遗传因素等有着密切的关系，而内在因素则责之于脾的运化功能失调。肥胖病多因脾胃失运、气机失调以及嗜食肥甘厚味，二者互为因果，导致运化失司，水谷不能化精养肤生颜，而生湿生痰造成痰湿瘀浊滋生，痰湿留居肌肤，成脂成膏，故成肥胖。儿童肥胖症临床上多以实证为主，虚证少见。单纯性肥胖症患儿多胃强脾弱，脾胃不和，一方面多食善饥，喜食膏粱厚味之丰腴食品，另一方面脾失健运，导致食积、痰湿壅阻。

### 2. 诊断标准

凡实测体重超过标准体重 20%，脂肪百分率超过 30%，体重指数超过 25 $kg/m^2$，并排除神经、内分泌疾病引起的症状性（继发性）肥胖者，均可诊断为单纯性肥胖症。其中实测体重超过标准体重，但<20%者为超重；超过标准体重 20%～30%，脂肪百分率超过 30%～35%者为轻度肥胖；超过标准体重 30%～50%，脂肪百分率超过 35%～45%者为中度肥胖；超过标准体重 50%，脂肪百分率超过 45%者为重度肥胖。

### 3. 治疗方法

荷泽口服液药物组成：荷叶 30 g，山楂 10 g，泽泻 10 g，苍术 10 g，薏苡仁 30 g，枳实 10 g，知母 10 g，草决明 30 g。分装成 500 ml/瓶，含生药 2.33 g/ml。

服药方法：饭前半小时口服，7～11岁每次20 ml，每日2次；11～14岁每次30 ml，每日2次。

注意事项：治疗期间，每周由专人测量患儿体重、身高1次，注意保持恒定的测量条件(如排尿及排便时间、进食及饮水量、穿衣、运动、出汗等)，以减少误差。治疗期间，患儿仍维持原有饮食、睡眠及运动等生活习惯。

【按语】 乐芹对该病的治疗以调脾助运、化痰祛湿、消积降脂为主，佐以平和清热及升清降浊之品。方中荷叶、山楂助脾健胃、消积化湿，泽泻渗湿利水，苍术燥湿运脾，薏苡仁和中化湿，枳实行气化痰、消积导滞，知母、草决明清热润肠通便，诸药合参，共奏调脾助运、祛痰化湿、健体轻身之功。

## 提高代谢能力的高手——硫酸盐

备受人们青睐的"矿翠"和"库尔马耶"减肥水的成分里都含有硫酸盐这一矿物质。

欧洲的天然水中一般都富含硫酸盐。在日本，温泉水、加入温泉水的水以及部分地区的深层水中也含有硫酸盐。硫酸盐有很好的利尿作用，有助于将体内的废物排出体外。由于它在减肥、促进健康方面效果显著，故备受人们的欢迎。补充充足的水分和适量的矿物质能够刺激细胞，使身体代谢更加活跃。

超硬水(1 000 mg/L以上)：起床后、早中晚三餐前、入浴后，各喝一杯。

超硬(1 000 mg/L以上)的碳酸水：起床后、早中晚三餐前、入浴后，各喝1杯。这两种水对肾脏不好的人要注意适量饮用。因为虽然超硬水中含有大量的钙，有利尿作用；但同时，它也会给肾脏功能不好的人造成很大的负担。

# 赵莉娟

## 化痰减肥汤治肥胖

肥胖是一种既在发展中国家又在发达国家流行的、既影响儿童又影响成人的疾病，易并发高脂血症、动脉粥样硬化、冠心病、高血压、糖尿病、痛风、脂肪肝、内分泌失调、肺泡低换气综合征等。赵莉娟医师（山西中医院第二中医院，邮编：030024）以经验方化痰减肥汤治疗该病，疗效满意。

### 1. 病因病机

赵莉娟认为肥胖病乃虚实夹杂、本虚标实之证,病理主要为"多痰"和"少气"两方面。所谓"肥人多痰"、"肥人多瘀"是其邪实的一面,湿聚痰生,脂积瘀阻,致使痰脂滞留周身皮肤之间、腹膜之中、脏腑之内,膏脂郁积必使气机壅滞,瘀血内生,痰瘀同源,恶性循环,则肥胖诸症丛生。

### 2. 诊断依据

(1)按1987年全国中西医结合肥胖症研究学术会议建议:成人标准体重(kg)＝(身高厘米数－100)×0.9。当体重超过标准体重的10％为超重,超过20％则可诊断为肥胖症,超过30％～50％者称中度肥胖,超过50％者称重度肥胖。

(2)外貌明显肥胖,皮下脂肪增厚,用卡尺测三头肌处的皮褶厚度,超过正常皮褶厚度的上限。

(3)上下部量及指距正常,身高基本正常。

### 3. 治疗方药

化痰减肥汤:茯苓5～10 g,桂枝5～10 g,白术10～15 g,生山楂15～30 g,大黄6～10 g,泽泻6～10 g,甘草3～6 g。

服药方法:水煎温服,每日 1 剂,3 个月为 1 个疗程。

注意事项:服药期间,避免高脂、高糖及高盐饮食,在原有饮食基础上要求吃 1 个鸡蛋,1 瓶牛奶;早餐吃饱吃好,午餐八成饱,饥者加服素食或水果;运动基本保持服药前状态,每月测体重、腰围、血脂 1 次。

【按语】 赵莉娟认为肥胖的"少气",一方面因活动过少,导致气虚;另一方面肥胖已成,膏脂内聚,转输失调,气血津液无从化生,致气虚;根本原因在于气虚,阳气不运,病位在脾。如汪昂说:"肥人多痰而经阻,气不运也。"《石室秘录》亦云:"肥人多痰,乃气虚也,虚则血不能运行,故痰生之。"盖脾主运化,为气血生化之源,脾运正常,水谷精微得以输布周身,营养四肢百骸;脾虚失运,精微不化,湿聚痰生,脂积瘀阻。且痰湿瘀脂皆为阴邪,非温化则难以消其邪。"病痰饮者,当以温药和之",化痰减肥汤以温运脾阳治本为主,化痰除瘀兼治其标。方中茯苓、桂枝、白术温化痰湿之阴邪;生山楂醒脾消食,活血散瘀;大黄活血散瘀,涤荡肠胃;泽泻配白术健脾利湿;甘草调和诸药,健脾和中。全方共奏温化痰瘀、降脂减肥之功。药理研究证实,方中生山楂有较强的降血脂和消除体内过剩脂肪的作用;大黄提取物能作用于体内脂肪细胞,使之体积缩小,且数量减少,实验中并见到有局灶性脂肪溶解现象;泽泻降脂利尿;桂枝能调整血液循环,改善血液流变性。组方的要点是抑制体内脂肪的合成,促进体内脂肪的转化,调整体液的代谢和平衡而达到减肥目的,故治疗单纯性肥胖疗效满意。

## 减肥常喝消肿白茯苓粥(《仁斋直指方》)

白茯苓粉 15 g,粳米 100 g。将米淘净煮粥,米熟时下茯苓粉,再用小火炖,粥稠即可随意服食;或加味精、食盐调味,日服 1 次。本方具有健脾益胃、利水消肿之功效,主治老年性浮肿、肥胖症、脾虚少食、泄泻、小便不利、水肿诸症。

# 冯友顺

## 冯氏家传妙方治肥胖

冯友顺医师（河北省遵化市人民医院，邮编：064200）采用家传验方防麻参芪散配合针刺治疗轻中度单纯性肥胖症，疗效满意。

### 冯氏家传防麻参芪散组成

黄芪 80 g，丹参 60 g，泽泻、白术、车前子各 30 g，茯苓、防风、怀山药、山楂各 40 g，苍术、生麻黄、川芎各 20 g。上药共研为细末，每次用荷叶汁(无鲜荷叶，代以荷叶粉适量冲)冲服 8 g。从星期一到星期五每日早、晚各服 1 次。星期六、星期日则行针刺治疗，穴取丰隆、梁丘、公孙，行强刺激手法，留针 20 分钟，每 5 分钟行针 1 次。3 个月为 1 个疗程。

【典型病案】 高某，女，35 岁，工人。身高 160 cm，体重 75.2 kg，经体格及实验室检查，诊断为中度单纯性肥胖。治以防麻参芪散，并配合针刺丰隆、梁丘 1 个月，体重下降 6.3 kg，3 个月后下降到 60.5 kg。随访半年，体重维持在 58～62 kg。

【按语】 冯友顺认为肥胖症的原因是脾肾阳虚，使水湿留滞成痰；又因脾虚使营卫之气不足，痰浊易与风邪相抟，结聚于皮肉腠理之间，渐成肥胖。防麻参芪散方中防风、麻黄发表祛风，丹参、川芎、山楂、泽泻、车前子行瘀消痰利水，此乃治其标；二术、茯苓、山药健脾益肾，此乃治其本；黄芪既能健脾益气，又能防止防风、麻黄之发散太过；荷叶健脾，上升清阳，下利湿浊；再配合以针刺丰隆、梁丘、公孙，加强健脾化痰之效，从而达到减肥目的。

# 刘卫卫

## 减肥降脂灵胶囊治肥胖

刘卫卫医师（浙江省宁波市第三医院，邮编：315020）以减肥降脂灵胶囊治疗单纯性肥胖症，效果满意。

### 1. 病因病机

刘卫卫认为，肥胖的发生多因嗜食甘肥，痰湿内蕴，气虚失于运化所致，或因异禀，多见于自幼肥胖，食欲良好，多有家族肥胖史。此外，久坐、久卧、多逸少劳亦是致肥的原因之一。其病理机制中医则归结为脏腑气虚、多痰、多湿，西医则认为是机体能量代谢失调的结果，其确切的发病机制尚未明了，目前认为与遗传、中枢神经系统异常、内分泌功能紊乱、代谢因素和营养因素不平衡等有关。

### 2. 诊断标准

按照国际上使用最广泛的体重指数（BMI），即体重（kg）除以身高（m）的平方，采用 2000 年 2 月 WHO 西太平洋地区肥胖症特别工作组提出的亚洲成人体重分级的建议，即 BMI 18.5～22.9 为正常，＜18.5 为低体重，≥23.0 为超重，其中 23.0～24.9 为危险性增加，25.0～29.9 为Ⅰ度肥胖（中度），≥30.0 为Ⅱ度肥胖（严重）。

### 3. 治疗方法

减肥降脂灵（中国吉林通化白山医药厂生产）由人参、虎杖、番泻叶、海藻酸钠等药物组成，具有促进脂肪代谢、降低血脂的功效。

服药方法：每日 3 次，每次 4 粒，饭前 40 分钟用温开水服用，服药后再饮温开水或茶水 1～2 杯，1 个月为 1 个疗程。

【按语】 刘卫卫认为肥胖可使人乏力、心悸、脾虚、善躁、恶湿、体力下降、性功能衰退,还可引起冠心病、高血压、糖尿病等。减肥降脂灵胶囊能消化体内累积的脂肪,化解淀粉,排除体内瘀积的水分,控制新脂肪的产生,改善机体的代谢过程,恢复机体的正常形态,消除肥胖症状。除服用减肥降脂灵胶囊之外,还需注意饮食调节,多参加室外运动。

## 降脂减肥粥四则

(1)山楂神曲粥:山楂 30 g,神曲 15 g,玉米 100 g。将山楂、神曲洗净去渣后捣碎,入沙锅煎取药汁。将玉米淘洗干净,入沙锅加清水煎煮。待水煮开后,再倒入药汁煮至米烂。趁温热食用。此粥酸甜可口,化酒谷陈腐积滞效果甚佳。有健脾胃,消积食,散瘀血之功。可用于单纯性肥胖,血脂高,便秘,腹痛等。

(2)赤小豆粥:小米 60 g,赤小豆适量。先将赤小豆浸泡半日,同小米煮粥。此粥利水消肿,健脾益胃。可用于老年性肥胖症,水肿病,脚湿气,以及大便稀薄等。

(3)冰糖芡实粥:芡实 200 g,冰糖 100 g,粳米 100 g。芡实和粳米分别洗净,一同放入大沙锅内加入足量的清水。烧开后去浮沫加入冰糖,再以慢火熬煮熟烂后即可食用。另法,冰糖亦可用同量的蜂蜜替代。芡实甘平,益精气,强志,可使耳聪目明。此粥久服轻身不饥,耐老且驻颜。

(4)荷叶粥:鲜荷叶 1 张,粳米 100 g,白糖少许。取鲜荷叶洗净加适量清水,煎汤后去残渣,再加入洗净后的粳米一同煮成粥,加入白糖即成。荷叶苦平,辅于米中可以助脾胃而升阳气,不仅能轻身,还能消暑。

# 刘锁超

## 自拟减肥丸治肥胖

刘锁超医师（河南省中医院，邮编：450002）以经验方减肥丸治疗肥胖症，疗效满意。

### 1. 病因病机

刘锁超认为，肥胖症内因为脾胃虚弱，运化功能失职，外因为嗜食肥甘厚味，外源性脂质摄入过多，二者共为因果致使运化失常，影响水谷精微的代谢，痰湿瘀浊内生，脂质沉积所致。

### 2. 治疗方药

减肥丸组成：泽泻、苍术、陈皮、山楂、薏苡仁、竹茹、冬瓜皮各 12 g，茯苓、大腹皮各 15 g，车前子 24 g，香附 9 g，半夏、大黄各 6 g。

服药方法：每次 4 g，每日 3 次口服，30 天为 1 个疗程，治疗 2 个疗程。

【按语】 减肥丸用二陈汤、泽泻汤（半夏、泽泻、陈皮、云苓、白术）加苍术、薏苡仁、竹茹以健脾利湿，使湿无所聚，痰无由生，祛痰降脂；辅以保和丸加香附、大黄，和胃消食化积，行气活血化瘀，荡涤肠胃，安和五脏，使多余的膏脂消除，气顺痰消血畅；再用车前子、冬瓜皮、大腹皮利水渗湿，以助上药之力，使水湿得利，无以困脾，脾气健运，精微归于正化。诸药合用，健脾利湿，和胃化积，祛痰降脂，行气活血，使脾气健运，气血流畅，多余之膏脂得以祛除，从而达到治疗肥胖的目的。

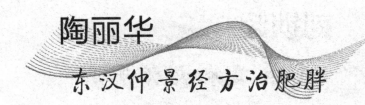

# 陶丽华

## 东汉仲景经方治肥胖

肥胖病是现代社会的一种常见病与多发病,陶丽华医师(浙江省湖州市中医院,邮编:313000)辨证以清、消、通、疏为主,运用经验方治疗肥胖病,疗效满意。

### 1. 大柴胡汤

方出于《金匮要略》。由柴胡、黄芩、枳实、芍药、半夏、大枣、大黄、生姜组成,用于治疗"按之心下满痛,此为实也,当下之"。该方临床应用范围较广,如急性胆囊炎、胆结石、急性胰腺炎等,具有心下满痛的辨证要点均为适应证。取其内外兼顾、表里双解和通便的功效,陶丽华以该方治疗实证肥胖病人,加荷叶 30 g,茯苓 30 g,决明子 30 g,藿香 15 g,屡治屡验,使患者腹部脂肪大减,身体轻灵活跃。

### 2. 桃核承气汤

方出于《伤寒论》。由桃仁、大黄、桂枝、芒硝、甘草组成,用于太阳病邪热入内与瘀血相结于少腹部位,少腹急结,小便利,神志不清之症。因桃核承气汤为调胃承气汤加味而成,不仅具有泻热和胃,更有导瘀热下行的作用。临床常见肥胖人出现脂肪肝、啤酒肚、体重增加、大便不畅、皮肤粗糙、蜘蛛痣、妇女闭经、情绪不稳、烦躁失眠、小腹胀痛、内分泌失调等症。陶丽华以该方为主治疗肥胖病,加生山楂 30 g,决明子 30 g,莱菔子 30 g,丹皮 10 g,山栀 10 g 等降脂减肥、疏通壅滞之品,用于肥胖病实证、内分泌失调效果卓著,能使人体轻便畅。

### 3. 防己黄芪汤

方出于《金匮要略》。由防己、黄芪、白术、生姜、炙甘草、大枣组成,用于治疗"风湿脉浮身重,汗出恶风者"。临床主要用于治疗表虚风湿和气虚水肿,慢性肾小球肾炎,该方有益气健脾、利水消肿之功效。取其扶正祛邪、标本兼顾、清热利湿的配伍形式，以该方用于虚证肥胖病人加绞股蓝 30 g，茯苓 30 g，决明子 30 g，陈皮 10 g，效果显著，使人能感到精神爽朗、步履轻便。

### 4. 桂枝茯苓丸

方出于《金匮要略》。由桂枝、茯苓、丹皮、桃仁、芍药组成，用于治疗妊娠宿有癥病。因该方为活血化瘀除癥的轻剂，以其治疗妇女肥胖闭经、子宫肌瘤、附件炎等腹部囊性肿块，不仅具有祛瘀化癥之功效，更具有降脂减肥的作用，使微循环得到改善，患者感到胸腹轻松自如。

### 5. 泽泻汤

方出于《金匮要略》。由泽泻、白术组成，用于治疗"心下有支饮，其人苦冒眩"。仲景用意取白术之甘苦以补脾则痰不生，泽泻甘咸入肾则饮不留。临床往往用于肥胖病人高血压、眩晕病、美尼尔综合征。陶丽华在该方基础上酌加生山楂 30 g，决明子 20 g，半夏 10 g，天麻 10 g，杭白菊 10 g，绞股蓝 30 g 等，近期观察不仅眩晕好转，连续服用数月，高血压、高血脂、肥胖改善，远期疗效肯定。该方对肥胖病高血压伴眩晕者具有升清降浊、健脾利湿、降脂减肥作用，使人感到头脑清醒、步履轻便。

---

**运动去除腰部赘肉脂肪**

腹部朝上，双手双脚着地，挺起腰部，使躯干呈水平状态，然后像乌龟般行走约 30 秒钟。可以向前、向后、向左、向右不同方向前进。应注意的是，前进时同侧的手脚一起移动。这种方法需要一定的腹肌力量，因此可以减肥，去除腹部赘肉。此外，胃肠功能较弱的人，也可以多加练习，以增进胃肠的健康。如果在腹部上放个枕头再做，效果更好。

第二部分 名中医治疗肥胖的验方效方

# 孙升云

## 小儿肥胖宜利湿活血

小儿肥胖病是当今社会的一种常见病与多发病。孙升云医师（第一军医大学南方医院，邮编：510515）以利湿活血法治疗小儿单纯性肥胖症，疗效满意。

**治疗原则:**活血利湿,减肥降脂。

**治疗方药:**山荷降脂丸。由山楂、荷叶、泽泻、大黄等药组成。

**服药方法:**6～9岁每次6g,9岁以上每次9g,均为每天2次。1个月为1个疗程。轻中度单纯性肥胖患儿治疗1～2个疗程,重度肥胖患儿治疗2～3个疗程。每个疗程间休息1周。用药后加强小儿运动锻炼和饮食调节控制。

**【按语】** 孙升云认为肥胖的发生与痰湿密切相关。湿痰困阻中焦,壅于肌肤则见肥胖。湿痰日久入络,血行不畅,气滞血瘀,加之脂质转化失常,则易生胸痹、眩晕、消渴等变证。小儿肥胖症以湿浊内停,兼瘀血阻滞者最为常见。山荷降脂丸方中荷叶、泽泻利湿化浊,山楂散瘀,大黄攻积导滞、活血化瘀,诸药合用,共奏活血祛湿之功。

---

### 健美消脂茶一则

**【材料】**山楂20g,泽泻、莱菔子、麦芽、茶叶、藿香、赤大豆、云茯苓、草决明、陈皮、六神曲、夏枯草各7g。

**【做法】**将以上各味入沙锅中加水煎熬,滤汁饮用,为一日量。

# 李淑霞

## 古方温胆汤加减治儿童肥胖

李淑霞医师（山东省枣庄市中医院小儿科，邮编：277101）以温胆汤加减治疗儿童单纯性肥胖症，疗效满意。

### 1. 诊断

李淑霞认为单纯性肥胖症的儿童体质是痰湿之体，四肢肥胖，以上臂及股部为明显，并在腹部、股部及肩部脂肪积聚。体重超过标准体重20％者为轻度肥胖，超过30％～50％者为中度肥胖，超过50％以上者为重度肥胖。需与内分泌异常所引起的肥胖相鉴别。

### 2. 治疗方法

方药组成：半夏、竹茹、枳实、茯苓各6 g，黄连3 g，大黄3～6 g，陈皮9 g，生姜3片，大枣2枚。

随证加减：(1) 气虚乏力者去黄连、竹茹，加连翘6 g，黄芪12 g，党参、白术各6 g。

(2) 苔腻湿重者加瓜蒌、苍术、厚朴各6 g。

使用方法：水煎服，日1剂，10日为1个疗程。间歇5日，开始下1个疗程。

【按语】 李淑霞认为肥胖症的发生与饮食不节有着非常密切的关系。多由小儿自幼养成过食习惯，同时缺乏必要的体育锻炼，日久躯脂满盈所致。其病理变化为脾胃不足，痰湿内阻。小儿不知饥饱，饮食不节，而脾常不足，运化功能薄弱。如饮食过度，则脾胃为病，食物不能及时腐熟，不能输布水谷精微，脾胃受损，痰湿内生，阻于络脉而成该病。方中陈皮、茯苓健脾补气以助运而不滞邪；黄连、枳实、竹茹、半夏化痰除湿;大黄除痰湿,荡涤肠胃,推陈致新,安和五脏,配合健脾补气中药,不致攻伐太过。诸药并用,健脾补气,涤痰除湿,故疗效满意。

## 刷指疗法　赶走肥胖

中医认为"手为诸阳之会"。经常对手指进行刺激,就可以使经络畅通、气血调和,从而达到自我保健的目的。目前,"刷指保健法"正在国内外广泛流行,为人们的健康提供了一个简便、省钱而且有效的方法。

1. 基本方法

(1)用牙刷(新旧均可)轻轻地刷擦双手手背与掌心的穴位或治疗点,刷指时应该保持全身放松的状态。

(2)左右手的穴位都要刷擦,每个穴位刷擦 2～5 分钟。每天至少刷 1 次,多刷几次也行。

(3)需要治疗几种疾病时,可以分别在有关穴位上刷擦。

(4)身体发热或疼痛(例如感冒、头痛等)时,需要"泻",应该由内向外刷擦(下文用↑表示)。

(5)身体虚弱(例如贫血、怕冷、眩晕等)时需要"补",应该由外向内刷擦(下文用↓表示)。

2. 常见病刷指方法

(1)面孔减肥(全身浮肿)——商阳(↑)。

(2)上腹部减肥(胃下垂)——前头点(↑)。

(3)下腹部减肥(胃胀、屁多)——二间(↑)。

# 周 虹

## 周氏排毒清脂丸治肥胖

单纯性肥胖可见于任何年龄，多见于中年女性。轻度肥胖常无症状，中、重度肥胖可引起乏力、易倦、低换气综合征、气促等症状，易诱发多种疾病，如各种心血管疾病、中风、糖尿病、骨质疏松症等。周虹（第四军医大学唐都医院药剂科，邮编：710038）以排毒清脂丸治疗该病，疗效满意。

### 1. 辨证论治

周虹认为肥胖是本虚标实之证，可分为饮食失节、痰阻湿滞型；脾肺不健、气虚饮停型；脾肾阳虚、水湿内盛型；痰瘀阻络、气不易畅型。他对该病常以化湿法、祛痰法、利水法、通腑法、消导法、疏肝利胆法、健脾法和温阳法，予以辨证论治。

### 2. 治疗方法

方药：排毒清脂丸。组成：山楂、草决明、太子参、泽泻、荷叶、番泻叶。

该品每粒胶囊重 0.46 g（相当于生药 2.5 g），2 次/天，每次 2 粒，口服，既能健脾益肾、清脂利水、软化大便，又不会产生消化道不良反应。其轻身减肥作用机制，为抑制脂肪酶，刺激肠壁，阻碍吸收，影响碳水化合物的体内代谢。

【按语】 周虹认为目前治疗单纯性肥胖尚无理想的特殊疗法，治疗应适当控制进食量，调整饮食结构，减少脂肪及糖类摄入量，坚持身体锻炼。排毒清脂丸有健脾益气、清脑健脾、降脂通便之效，可使患者每日排便 1～2 次，大便量多且成形，无腹痛、便急、水样便等副作用，可轻松减脂、排毒。经研究证实，该方轻身减肥机制，为脂肪酶抑制剂刺激肠壁、减少吸收、促进脂肪肥大细胞体内分解代谢。

# 刘荣先

## 刘氏清脂减肥散治高脂血肥胖

高脂血肥胖症是高血压、冠心病形成和发展的重要因素之一。刘荣先医师从"补脾肾不足,祛痰湿有余"着手,以经验方清脂减肥散治疗该病,疗效满意。

### 1. 治疗方法

消脂减肥散:由人参、灵芝、茯苓、肉苁蓉、薏苡仁、山楂等 10 多味中药组成。

服药方法:高脂血肥胖症患者每日餐后服清脂减肥散 10 g,每日 3 次,连服 2 个月为 1 个疗程。

### 2. 注意事项

服清脂减肥散期间,停服其他降脂、减肥药。饮食均按原有习惯不变。工作量、运动量照常。治疗 30 天复查一次血脂及体重。

【典型病案】 李某,男性,45 岁,干部。患者以头晕、心慌、胸闷、体型肥胖就诊。体检:矮肥胖型,身高 158 cm,体重 72 kg,血压 156/92 mmHg。眼底检查Ⅰ~Ⅱ级动脉硬化眼底。总胆固醇 280 mg%,甘油三酯 225 mg%,β脂蛋白 340 mg%。给予清脂减肥散口服,每日 3 次,每次 10 g,餐后服用。2 个月后复查,体重 61 kg,胆固醇 190 mg%,甘油三酯 126 mg%,β脂蛋白 140 mg%,血压 150/80 mmHg。自觉症状显著好转,半年后随访疗效稳定。

【按语】 刘荣先认为肥胖症的病机为脾肾气虚,运化输布失司,清浊相混不化,精血膏脂、痰浊内蓄而导致肥胖,中医之精血膏脂不化,包括高脂血症之类。总之,高脂血肥胖症是脾肾不足、膏脂痰湿有余所致。清脂减肥散系由扶元补肾、健脾和胃、化痰涩、化膏脂之中药配伍组成,具有降脂减肥之功效,故疗效满意。

# 陈东成

## 陈氏瘦身汤妙治肥胖症

陈东成医师自拟补肾瘦身汤治疗中年单纯性肥胖症，效果满意。

### 1. 病因病机

陈东成认为肥胖可以发生在任何年龄，但40岁以上者占多数。《素问·阴阳应象大论》曰："年四十而阴气自半，起居衰矣，年五十，体重、耳目不聪明。"《素问·上古天真论》指出，女子"七七任脉虚，太冲脉衰少，天癸竭，地道不通，故形坏而无子也"，丈夫"八八肝气衰，天癸竭，精少肾脏衰，形体皆极"。肾主藏精，内寄元阴元阳，肾虚则命门火衰，不能为脾阳蒸化水谷，运化失职，水液代谢失常致痰湿膏脂瘀结于肢体肌肤，发为肥胖。现代医学认为，代谢过程是受神经、体液调节的。人到中年，随着神经激素及酶对代谢过程调节功能的下降，特别是性激素分泌的减少，使肥胖的发病率明显提高。

### 2. 诊断标准

陈东成采用首届中西医结合肥胖病研究学术交流会制定的单纯性肥胖诊断标准。标准体重（kg）＝［身高（cm）－100］×0.9；脂肪百分率（F）＝（4.75/$D$－4.142）×100％；$D$ 为身体密度：成人男＝（0.0913－0.0116）·$x$，成人女＝（0.0897－0.0133）·$x$；$x$＝肩胛肌皮褶厚度＋三角肌皮褶厚度（mm）。体重超过标准体重的20％，F超过30％，排除其他疾病引起的肥胖，即为单纯性肥胖。

### 3. 治疗方法

陈东成用自拟的补肾瘦身汤治疗。组方为：淫羊藿20 g，巴戟天12 g，茵陈15 g，泽泻30 g。

服药方法：水煎服，每日1剂，20天为1个疗程，共治疗3个疗程。后用上方配成丸药,每丸重 10 g,每日 2 次,每次 2 丸,巩固 1 个月。治疗期间不服任何减肥药,生活习惯不变。

方解:方中淫羊藿有补肾壮阳功效。《本草求真》曰:"淫羊藿气味甘温,则补阳助火。"现代药理研究证明其含有的淫羊藿苷,有促进精液分泌的作用,能提高实验动物的交尾能力。巴戟天甘温能补,辛温能散,既能补肾壮阳,又能强筋健骨,药理研究证明该品有雄激素样作用。二药配伍,能增加性激素的分泌,进而兴奋下丘脑的调节功能,加强蛋白质的合成和糖原的代谢。泽泻利水渗湿,祛除人身淤积的痰湿膏脂。该品含有三萜类化合物,有抗动脉粥样硬化、抗脂肪肝和轻度降低血糖的作用。茵陈有较强的利胆作用,并有保肝、降血糖、降血压及扩张冠状动脉的作用,能促进胆汁的分泌和排泄。而肝胆功能的改善和加强对脂肪代谢起着十分重要的作用。四药配伍,补而不燥,补中有泄,刚柔相济,可改善脾的运化功能,使淤结于肢体肌肤的痰湿膏脂得以消除。该方通过提高激素,特别是性激素的水平及保肝利胆,达到调节代谢的目的,能增强生命的活力,增加糖原消耗,从而瘦身防病。

## 减肥食疗妙招二

要想减肥,提议大家吃大豆卵磷脂。因为卵磷脂是植物性的,有乳化脂肪的作用。另外,乳化脂肪还可以用桂圆和荷叶熬水喝,温热喝、凉着喝都行。

还有一个减肥的方子就是吃枸杞,每天嚼 30~60 个枸杞,嚼着吃的效果最好,要是觉得麻烦的话,用枸杞熬水喝也行。不过,人要是特别虚的话,吃完枸杞容易牙疼、上火。所以,对这样的人就不推荐这个方法。

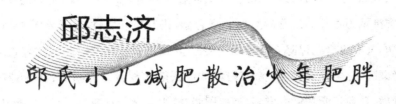

# 邱志济

## 邱氏小儿减肥散治少年肥胖

邱志济医师(浙江省瑞安市广益中医疑难病诊所,邮编:325200)以经验方小儿减肥散治疗少年肥胖症,疗效满意。

### 1. 病因病机

邱志济认为少年肥胖症和中老年肥胖症,其病因病机同中有异,因少儿脏腑娇嫩,治法有差异,其原因是少年肥胖症病机既有先天遗传因素,又有后天肝脾损害后(如肝炎后继发为肥胖亦屡见不鲜)导致人体脂类代谢异常,内源性毒物即痰瘀湿浊郁积阻滞致血浆胆固醇、甘油三酯、β脂蛋白高于正常值。因少儿嗜食生冷肥甘,伤脾败胃,久而久之,痰瘀湿浊郁阻成积,气机阻滞,肝脾肿大,人体内三焦代谢功能失调,水湿痰浊滞留肌肤、胃肠,发为肥胖。

### 2. 治疗方法

小儿减肥散:砂仁、炒枳壳、炒白术、广木香、皂荚、荔枝核、莪术。

服药方法:研粉密封备用,一日服用量:6～12 岁服 8～12 g,13～18 岁服 13～15 g。每日量分 3 次,饭前用市售南方黑芝麻糊或红枣汤调味,温开水送服。服药期间忌食各种补品、饮料、矿泉水和生冷食物,60 天为 1 个疗程,一般服用 2～6 个疗程。

【按语】 邱志济经验方小儿减肥散,是在《景岳全书》"香砂枳术丸"上加味。香砂枳术丸是治水湿痰浊滞留脾胃的王道之方,加莪术理气消积磨,变其舍肝而救脾,为肝脾同治。

邱志济认为皂荚除顽痰、涤垢腻功力最强,凡肠胃有垢腻秽恶之气,皂荚专能荡涤垢腻,宣通秽积。肠胃垢腻秽恶之气,是指水湿痰浊滞留,为脾胃虚损之病理产物,皂荚少用久用颇能健脾涤痰、祛脂减肥;更有荔枝核之助,颇能行散水湿痰浊,且荔枝核

第二部分 名中医治疗肥胖的验方效方

固精益肾,能祛脂减肥,皂荚伍荔枝核有一开一敛之妙,盖痰浊垢腻并水湿之邪宜开,脾肾精气宜敛,取荔枝核为伍乃取前人治痰者必须治气之说,气顺则痰逐饮消,水湿得运。邱志济认为荔枝核配香砂虽属温燥之品,仍有柔润之性,荔枝核有补肾命以温养脾土之功,又有滋肾阴以降妄炎之火之效。全方共奏补脾气以助运化之目的,水升火降,脾肾健旺,三焦代谢复常,人体内脂类代谢随之复常。因脂质代谢由脾肾功能所主,脾肾虚,导致膏脂在体内增多,渐成肥胖,故少年肥胖症重在治脾,肝脾肾同治乃求本之治。

## 偏痰湿性体质肥胖人群宜选用的中草药

　　此类人群常常觉得身体沉重,四肢肿胀,大腹便便。中医认为"肥人多虚、多痰湿"。气虚者宜用健脾益气的药物,把中气补足,才能保障机体正常代谢,并用利湿化痰的药物,使体内蓄积的水湿从小便排泄,达到轻身消脂的效果。

　　(1)黄芪:味甘,性微温,补中益气,利水退肿。本身没有降脂作用,但在中医理论中,气虚需要补气,以增强身体代谢率,还可增强免疫功能。

　　(2)茯苓:味甘、性平。补脾又利尿,可以降血糖、镇静、益气、增强免疫功能。赤茯苓利尿作用强,减肥方中一般首选赤茯苓。

　　(3)薏苡仁:味甘,性凉,健脾渗湿,药性温和,多搭配其他药材或食物食用。

　　(4)冬瓜仁:味甘,性凉,有清热化痰、利湿消肿之功,不仅能降血脂,还有美白淡斑的功效。

　　(5)泽泻:味甘,性寒,能利小便,清湿热。有降血糖、降血脂和抗动脉粥样硬化作用,还有护肤和养发的功效。

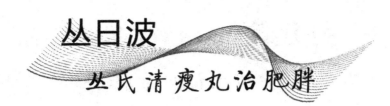

# 丛日波

## 丛氏清瘦丸治肥胖

肥胖症在临床上较为常见,丛日波医师以经验方清瘦丸治疗该症,疗效满意。

### 1. 诊断标准

体重超过标准体重30%以上者,平素嗜食肥甘烟酒,口中黏腻,纳食不香,或头困嗜睡,动则作喘,舌体胖大(或边有齿痕),舌苔厚腻,脉多濡缓或沉滑有力。

### 2. 病因病机

肥胖症多是因为嗜食肥甘及酿酒美味,损伤脾胃,脾失健运,酿湿生痰,中医认为"诸湿肿满,皆属于脾",又认为胖人多痰多湿。

### 3. 治疗原则

健脾渗湿利水。

### 4. 方药组成

清瘦丸组成:泽泻40 g,茯苓30 g,苍白术各15 g,陈皮12 g,生薏米30 g,生山楂50 g,酒军15 g。按以上比例配药,自制蜜丸,每丸重9 g。

方解:本方选用泽泻、茯苓、陈皮、薏米、苍白术健脾渗湿利水,使脾健水湿得以运化;山楂健脾消食,为消内积之佳品;取酒军缓下之功能,使水湿糟粕从大肠而去。诸药相伍,补泻兼施,相得益彰。

### 5. 服用方法

每次2丸,每日4次(睡前加服1次),2个月为1个疗程,2个疗程为一观察周期。

### 6. 注意事项

在服药的同时配合适当控制饮食及加强体育活动(散步、慢跑、太极拳)等。

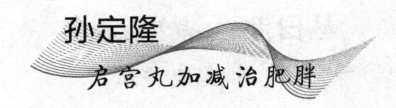

# 孙定隆

## 启宫丸加减治肥胖

肥胖症为临床之常见病,孙定隆用启宫丸加减治疗单纯性肥胖,效果满意。

### 1. 病因病机

单纯性肥胖症属中医"痰湿"范畴,中医有"肥人多痰湿"之说。本病发生发展的根本内因是脾虚失运,外因有饮食不节,嗜食肥甘厚味损伤脾胃,又有湿邪困脾而加重脾虚失运,虽胃能受纳而脾不能运化致清气不升、浊气不降,痰湿脂浊壅塞于体内,脘腹气滞。

### 2. 临床表现

腹胀,纳差,心脉痹阻,心阳不振,气机不畅而致胸闷,痰湿脂浊停于膈,影响肺主气司呼吸功能,故见活动时呼吸困难。舌质红,苔白腻,脉弦均为痰湿脂浊中阻之象。

【典型病案】 杨某,男,40岁。腹胀4年,加重伴胸闷,活动时呼吸困难2个月。饮食差,神疲乏力,形体肥胖,身高176 cm,体重92 kg,腹围107 cm,肩胛下皮褶厚度为16 mm,舌质红,苔白腻,脉弦。检查肝功能正常;血清总胆固醇7.2 mmol/L,甘油三酯1.82 mmol/L。B超提示脂肪肝、胆囊炎。西医诊断:①单纯性肥胖症;②脂肪肝;③慢性胆囊炎。诊断为脾虚痰湿。处方:藿香、法半夏、猪苓各15 g,苍术、广木香、川芎、荷叶、泽泻、草决明各10 g。服药2个月后,体重降为88 kg,腹胀,活动时胸闷及呼吸困难减轻。B超提示脂肪肝、胆囊炎。血清总胆固醇6.6 mmol/L,甘油三酯1.68 mmol/L。继服中药2个月后,体重下降为82 kg,症状消失,B超提示肝脏正常,血清总胆固醇5.9 mmol/L,甘油三酯1.2 mmol/L。

方解:该方以苍术、猪苓、法半夏健脾燥湿祛痰;藿香、广木香芳香醒脾祛浊,以其燥性运化痰湿脂浊;以荷叶、泽泻、草决明、川芎活血祛湿化脂浊,以其润性调节血中精浊,使脾得健运而标本兼治。有热者重用荷叶、泽泻,脾肾阳虚者加用巴戟天、仙灵脾,瘀血阻滞者重用川芎,加用丹参、山楂。

## 运动控制肥胖

除了减轻体重外,适当运动还对心血管系统有很大的保护作用。适度运动的原则可总结为以下几句话,即有氧运动,安全适度,方法简便,持之以恒。

有氧运动是中等强度运动,运动中,当我们觉得有些气喘、微微出汗时,就进入了有氧运动状态了。安全适度指对心脏锻炼最佳的运动强度是心跳 120～150 次/分钟,而不是强度越大越好,心跳到 180 次/分钟以上的运动强度不仅对心脏锻炼无益,有时还是有害的。这里要介绍的是目前备受推崇的一种运动项目——快步走。

快步走,有讲究。速度以每分钟 120 步左右为宜,12 分钟走完 1 公里。其次,走路姿势要正确:跨大步,步姿敏捷,抬头挺胸;肩部保持放松状态;缩紧腹部,双臂紧靠身体,手肘轻松地弯曲 90°,靠近身体来回摆动;每跨出一步,必须是先脚跟,再脚掌,最后才是脚尖落地。最后,"走"要够量,每天快走 6 000～10 000 步才是比较适合的运动量。

不同人群,快走有讲究。对于体弱者,要达到锻炼的目的,只有步子大,胳膊甩开,全身活动,才能调节全身各器官的功能,促进新陈代谢,而且最好在餐后进行;而胖友们则宜长距离行走,每次最好坚持 1 小时。步行速度要快些,这样可使血液内的游离脂肪酸充分燃烧,从而减轻体重。

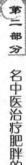

第二部分 名中医治疗肥胖的验方效方

# 杨若俊

## 杨氏小儿减肥丸治肥胖

单纯性肥胖症是一种营养代谢性疾病,杨若俊医师（云南中医学院医学系,邮编:650200）运用小儿减肥丸治疗该症,疗效满意。

### 1. 诊断标准

(1)主要标准:实测体重高于同年龄、同身高正常健康小儿的20%为肥胖,20%～29%为轻度肥胖,30%～50%为中度肥胖,50%以上为重度肥胖。

(2)次要标准:上下部量及指距正常,身高基本正常;智力正常;血压正常;眼底正常。

### 2. 病因病机

中医学认为肥胖症的病因与先天禀赋、饮食因素、好静恶动、脏腑功能失调、年龄、性别、地域、情志、体质等因素有关;而对于肥胖症病机的认识,历代医家认为与气虚、痰、湿、瘀有关。

### 3. 治疗原则

扶阳抑阴、升清降浊。

### 4. 治疗方法

小儿减肥丸组成:半夏、茯苓、泽泻、厚朴、枳实、山楂、陈皮、泽兰、荷叶、草决明等,每粒胶囊含药物0.4 g。

方解:方中半夏、陈皮为君,取"二陈汤"之意,具有燥湿、化痰降浊之功。以茯苓、泽泻、枳实、山楂、草决明为臣,茯苓甘淡性平,归心、脾、肾经,具有健脾,利水渗湿之功;泽泻有健脾益气、祛湿化浊之功,二药合用可助君药振奋脾阳、杜绝水湿、痰饮病邪的滋生之源;还可加强君药利湿降浊之功。枳实苦辛微寒,归脾、胃、大肠经,具有破气消积、化痰除痞之功;草决明甘苦微寒,具有降脂、润肠通便之功;山楂酸甘微温,能消食化积、活血散瘀,三药合用共开祛邪之道路,使水湿、痰饮等浊阴之邪从下而去。再佐以厚朴,行气燥湿;泽兰活血化瘀;荷叶升发清阳、散瘀血、利湿,使全方共奏健脾利湿、化痰祛瘀之功。

用法:口服,每次 5 粒,每日 3 次,饭前服用,连续服用 3 个月为 1 个疗程。

## 自制降脂减肥汤

(1)减肥汤:何首乌 20 g,淫羊藿 30 g,黄芪 30 g,白术 15 g,泽泻 20 g,生山楂 30 g,莱菔子 30 g,花生壳 30 g,防己 15 g。将上述诸药,以沙锅水煎服,一日一剂,饭前饮用可减少饭量,连服 2 个月以上有明显效果。本汤对于因血脂高、内分泌紊乱而肥胖的人,具有不同的疗效。

(2)参芪鸡丝冬瓜汤:鸡脯 200 g,党参、黄芪各 3 g,冬瓜 200 g,清水 500 g,食盐、黄酒、味精各适量。先将鸡脯肉切成丝,连同党参、黄芪一起放入沙锅内加清水,用小火炖至八成熟,再加入切好的冬瓜片,略煮后加少许食盐、适量黄酒,待冬瓜熟透再加入味精即成。党参、黄芪均能补中益气、利水消肿,配以鸡脯肉、冬瓜肉制汤有健脾补气轻身减肥之效。

(3)鲤鱼汤:鲜鲤鱼 1 000 g,川椒 15 g,荜茇 5 g,生姜、香菜、料酒、葱、味精、醋各适量,食盐少许。将鲤鱼去鳞去内脏,洗净切成小块;葱姜洗净后拍破切段待用;把荜茇、川椒、鲤鱼、葱姜同放入锅内,加清水适量,用武火烧开,改用文火熬炖约 40 分钟后,加入香菜、料酒、食盐、醋、味精各少许即成,吃鱼喝汤。此汤以渗水利湿来消肿,达到轻身的目的。

# 赵晨光

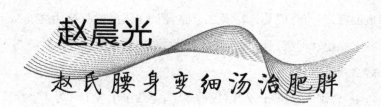

## 赵氏腰身变细汤治肥胖

赵晨光医师（聊城市第四人民医院，邮编：252000）运用腰身变细汤治疗肥胖症，疗效满意。

### 1. 诊断标准

标准体重的计算方法是：[身高（cm）－100]×0.9。轻度肥胖，超过标准体重的20%～30%；中度肥胖，超过标准体重的31%～50%；重度肥胖，超过标准体重的51%。

### 2. 病因病机

脾肾气虚，运化输布失司，清浊相混，不化精血膏脂，痰浊内蓄，肥胖渐生，是由于脾肾不足、痰湿有余所致。

### 3. 治疗原则

补肾健脾利湿，化脂降浊，疏调肠腑，消积降脂，通便利湿。

### 4. 治疗方法

方药组成：生山楂 60 g，泽泻 30 g，何首乌 20 g，枸杞果 20 g，草决明 20 g，荷叶 15 g，紫丹参 30 g。

随证加减：偏于肝肾阴虚，肝阳上亢，症见眩晕明显者，加桑寄生、生赭石各 30 g；偏于脾胃失健，症见脘腹痞闷、倦怠乏力者，加黄芪 30 g，茯苓 15 g，炒莱菔子 12 g；偏于经脉瘀阻，症见肢体麻木、疼痛者，加桑枝 30 g，炒桃仁 12 g；偏于肝肾不足，目失濡养，症见视物昏花者，加茺蔚子、青葙子、杭菊花各 12 g。

方解：山楂肉补脾健胃、通腑导滞、活血化瘀；何首乌、枸杞果滋补肝肾、补益精血；泽泻、荷叶利水渗湿、升阳泻浊；草决明润肠通便、化脂导滞；紫丹参凉血活血、化瘀降浊。诸药合用,补肾健脾利湿,化脂降浊,调整胃肠功能,使脾肾功能健运,则水谷精微得到正常输布,脂浊痰湿不得内聚,则肥胖不能形成。

服药方法:每日1剂,水煎2次,早、晚分服。

## 降脂减肥药膳两则

(1)炸嫩笋

主料:嫩笋。

调料:盐、味精、酱油。

制法:将嫩笋削皮切成长方片状,先用酱油浸泡一下即捞出。锅内放入植物油烧至八成热,下笋片煎炸成黄色,放入盐、味精,出锅即可。

特点:色泽金黄,咸淡适口。

功效:补益气力,清热。

可用于肥胖症,高血脂,糖尿病。

(2)莴苣拌蜇皮

主料:莴苣250 g,海蜇皮200 g。

调料:精盐15 g,葱2根,香油25 g,味精少许。

制法:莴苣去叶削皮、切丝,放入碗中加盐腌渍,挤干水分。海蜇皮泡入清水中,洗去泥沙,切成细丝。葱洗净,切成葱花,将海蜇皮和莴苣丝拌在一起,加盐、味精调味。取锅上火,加入香油,葱煸炒香,浇在海蜇莴苣碗内,用筷子拌匀即可。

特点:清香、脆嫩。

功效:通经络。

可用于肥胖症,高血脂,糖尿病。

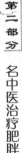
第二部分 名中医治疗肥胖的验方效方

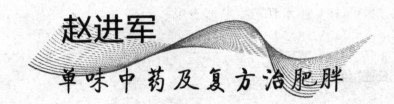

# 赵进军

## 单味中药及复方治肥胖

赵进军医师（解放军第一军医大学中医系，邮编：510515）应用单味中药和复方药治疗肥胖症，疗效满意。

### 1. 中医分型

赵进军将肥胖症分为 4 型：①脾虚湿阻型；②肝胆湿热型；③气滞血瘀型；④脾肾两虚型。

### 2. 治疗原则

(1)化湿：用于脾虚湿聚之证。方为二术四苓汤、泽泻汤、防己黄芪汤。

(2)祛痰：用于痰浊内停证。轻者用二陈汤、平陈汤、三子养亲汤，重者用控涎汤。

(3)利水：微利用五皮饮，导水用茯苓汤、小分清饮，逐水用舟车丸、十枣汤。

(4)通腑：用小承气汤、调胃承气汤或单味大黄长期服用。

(5)消导：用三消饮、保和丸。

(6)疏肝利胆：用温胆汤、疏肝饮、消胀散。

(7)健脾：用五味异功散、枳术丸、五苓散、参苓白术散。

(8)温阳：用济生肾气丸、甘草附子汤、苓桂术甘汤。

### 3. 单味中药治疗

祛痰化浊、利湿降脂的中药有:生大黄、虎杖、苍术、泽泻、茵陈、草决明、半夏、番泻叶、槐米、柴胡、金银花、姜黄、茅根、荷叶、薏苡仁等。

活血化瘀、减肥祛脂的中药有:茺蔚子、丹参、赤芍、益母草、三七、生山楂、五灵脂、香附、三棱、莪术、鸡血藤、牛膝、当归、川芎等。

滋阴养血、减肥降脂的中药有：旱莲草、女贞子、首乌、生地、山茱萸、枸杞子、菊花、桑寄生、灵芝等。

### 4. 复方治疗

(1)脾虚湿阻型：寒湿者予以温中化湿，选苓桂术甘汤加减；湿热者予以清热利湿，选三仁汤加减。

(2)肝胆湿热型：治以疏肝清热利湿，选钩藤、白芍、丹皮、茯苓皮、大腹皮等药物。

(3)气滞血瘀型：治以疏风化湿、活血通络，选桑枝、独活、海桐皮、苍术、海风藤、狗脊、川断、赤芍、乳香等药物。

(4)脾肾两虚型：治以补脾固肾、温阳化湿，选六君子汤加枸杞子、仙茅、覆盆子、菟丝子加味。

其他方剂：减肥轻身汤（茉莉花、玫瑰花、荷叶、草决明、枳壳、泽兰、泽泻、桑椹、补骨脂、何首乌）、三花减肥茶（玫瑰花、茉莉花、代代花、川芎、荷叶等）、减肥轻身乐（漏芦、草决明、泽泻、荷叶、汉防己、生地、红参、黑豆、水牛角、黄芪、蜈蚣）、轻身一号（黄芪、防己、白术、川芎、制首乌、泽泻、生山楂、丹参、茵陈、水牛角、淫羊藿、生大黄）、海藻轻身汤（海藻、夏枯草、白芥子、薏苡仁、山楂、泽泻、茵陈、甘草等）、轻身降脂乐冲剂（党参、熟地、麦冬等）、体可轻（法夏、陈皮、茯苓、苍术、炒薏苡仁、大腹皮等）、天雁减肥茶（荷叶、车前草等）、减肥降脂胶囊（人参、黄精、首乌、元明粉、桃仁等）、消胖灵（决明子、泽泻、郁李仁、火麻仁、山楂）等。

### 苹果绿茶助你减肥

一个苹果榨成汁，加入1小匙绿茶粉，饭前15~20分钟喝1杯，等饱足的讯息传到大脑后，再开始用餐。像这样，在用餐时至少可以减少摄取1/3左右的热量。

第二部分　名中医治疗肥胖的验方效方

# 段阳泉
## 藿香正气散治肥胖验案

藿香正气散出自《太平惠民和剂局方》,具有解表和里、健脾理气化湿之功效,用于治疗外感风寒、内伤湿滞之证。段阳泉医师以该方加减治疗脾湿壅盛的肥胖症,疗效满意。

**【典型病案1】**

某患者,男,57岁,干部,1987年8月25日就诊。主诉:肥胖已达20年,近2年来因工作关系经常陪客人饮酒、抽烟,肥胖加剧,体重增加。经心电图、胸片、血脂、血糖、肝功能、CT检查均未见异常。西医诊断为肥胖待查,服用右旋苯丙胺减肥药、减肥茶,加强体育锻炼等,减肥效果不显著。服药期间体重有所减轻,停服减肥药、减肥茶后体重又明显增加而来就诊。形体肥胖,体重达103 kg,身高172 cm。自感困重乏力、面红、目赤、口苦、口干又欲多饮水,胸闷,胃脘胀满,纳呆,大便溏泄不爽,肛门灼热,伴有疼痛,小便短赤,舌红、苔黄腻而厚,脉弦滑有力。血压26.6/19.8 kPa。

诊断为单纯性肥胖症。辨证属湿热内蕴,痰浊壅盛,脾不运化。

治疗原则:健脾利湿,清热祛痰。

治疗方药:藿香正气散合葛根芩连汤加减。药用葛根、茯苓、苍术、陈皮、黄芩、黄连各15 g,半夏、泽泻、车前子各12 g,厚朴、藿香、佩兰、大生姜各10 g。

每日1剂,水煎服。服上方5剂后,口苦、胸闷、胃脘胀满、纳呆等症有所减轻,大便仍干,2日一行。守上方再加大黄5 g,枳实10 g,继服10剂,症状已消除,舌脉已基本正常,大便每日1次,小便尚可。血压为20.8/15.2 kPa。守上方后下大黄,加车前子5 g,又服10剂,大便稀,每日2次,小便量多,舌脉正常。血压为17.6/12.2 kPa。身重减4.5 kg。因患者形体肥胖,多湿多痰,湿多必困脾,痰多必阻气机,影响脾之健运,因此,用藿香正气丸合火麻仁丸继续调治,每日 3 次,每次各 1 丸,禁烟酒,节饮食,连用 2 月余,体重减轻 10.5 kg。让患者继续用药 3 个月,体重下降至 86 kg。诸症均消除,血压正常。随访 10 余年,体重均未增加,未见明显变化。

【按语】

《丹溪心法·头眩》有"无痰则不作眩"之说,提出"治痰为先"的方法。肥胖与脾(胃)有密切关系,因而提出从脾论治。段阳泉认为脾为"后天之本"、"气血生化之源"、"运化水湿"、"脾喜燥而恶湿",脾的功能正常与否,直接影响到其他脏腑,往往导致其他脏腑功能失调,湿热内蕴,水浊不别,出现肥胖。清热而不碍湿,燥湿而不助热,是治湿热之关键。因此,用芩连与苍术、陈皮合用,湿热并治,既清热又燥湿;葛根以升脾之清阳,半夏和胃以降逆,藿香、佩兰芳香醒脾、化湿和胃,以复脾升胃降之职,运化复常,湿浊即去。加之茯苓、泽泻、车前子使湿从下而利,利湿泄热,湿热俱去,脾胃健运,肥胖消减,疾病自愈。

【典型病案 2】

某患者,女,24 岁,于 1997 年 2 月 13 日就诊。主诉:肥胖已 6 年多,近 1 年来更为明显。身高 161 cm,体重达 86 kg。症见头重如蒙,又胀痛、胸闷、咳嗽、恶心呕吐。近半年来,饮食入口即恶心,重则吐,呕吐物多清稀痰涎,头不可转动,动则房屋如倾,且不能坐立,身移则吐。闭目静卧,诸症稍缓解。咳嗽痰中带血,嗜睡,畏寒,喉中痰鸣,呼之即醒,过时又睡。月经周期基本正常,色淡红,量多,带经 5~8 天。白带量多、清稀,无腥臭味。大便先干后溏,一日一行。形体壮实,面白无华,两颧潮红,舌质淡胖,苔白腻,脉弦滑。

诊断为肥胖。辨证属痰浊中阻、痰湿壅盛型。痰浊中阻,风痰上扰,脾胃不和。

治疗原则:健脾燥湿,祛痰化浊。

治疗方药:藿香正气散合导痰汤加减。药用竹茹、半夏、天麻各 15 g,白术、厚朴、陈皮、茯苓各 12 g,生龙骨、代赭石、生牡蛎各 30 g,川芎、枳实、夏枯草各 12 g,生姜 5 片。5 剂,水煎服,每日 1 剂。

进 1 剂后即于 6 小时内眩晕减去大半,可坐起,稍觉腹中饥。进 3 剂后其症已大去,可自行坐起,已能进些饮食。进 5 剂后其症已除,已能起床行走、站立,痰血消除。继用上方去夏枯草、代赭石、生龙牡,加滑石、大黄、车前子。

服用 6 剂,服药后眩晕、呕吐止,诸症消失。仍形体肥胖,要求用中药减肥。上方去竹茹,加猪苓、泽泻,又服 10 剂,体重减了 2.5 kg。守上方再服 10 剂,体重减了 6.5 kg。守原方再用 15 剂,大便通畅、稍稀,次数增多,小便量多,体重已减 11.5 kg。继用藿香正气丸、健脾丸做善后调理,巩固疗效,坚持服用 3 个月。体重已下降到 67 kg,诸症悉除。

【按语】

《素问·举痛论》说:"寒气客于胃肠,厥逆上出,故痛而呕也。"寒邪损伤脾阳,则阳气不得下流而反上行,寒不去则痛生,阳上行则呕逆,故痛而呕也。损伤脾气,脾失健运,水湿不化,湿聚生痰,痰湿内壅,发为肥胖。

段阳泉认为该患者年轻气盛,平时饮食不节,肥甘奶酪之品食之太过,损伤脾胃,运化失职,水湿内停,化为痰浊,后又因学习疲劳,再伤脾气,导致痰浊阻于肌腠,清阳不升,浊阴不降,脾胃运化失职,而成肥胖。痰湿中阻,上扰清窍,故见头重如蒙而胀痛;湿阻中焦,气机不利,故见胸闷;痰壅日久化热,灼伤肺络,而见咳嗽,痰中带血;胃气上逆,故见恶心呕吐,饮食入胃即恶心,重则呕吐,多为清稀痰涎;面白无华,舌淡胖,苔白腻,脉弦滑,白带量多、清稀,大便先干后溏,形体壮实等症,均为痰湿内盛之象。

综上所述,燥湿祛痰、渗湿于下为治疗的关键,故重用半夏,燥湿祛痰以止吐,为标本兼治的要药。用生姜取小半夏汤之旨,和胃以止呕。生姜为"呕家圣药",既能健胃止呕,又能制约半夏的毒性,两者相合,乃相须为用。茯苓健脾利湿而不伤脾气,脾健湿利,中焦宣畅,水湿可去。车前子导湿于下,使湿从下而出,乃"治湿不利小便,非其治之"之意,实为宣中、导下使痰湿分消,水湿去,肥胖减之。

## 黄瓜浴帮你保持窈窕身材

　　方法是把黄瓜汁加入适度的温水中,将全身浸在其中。黄瓜汁含柔软的细纤维素,有促进肠道腐败物排泄和降低胆固醇的作用,还含有抑制糖类物质转化为脂肪的丙醇二酸,因而可控制身体肥胖。黄瓜汁里的钾盐、维生素 A、维生素 E、钙、磷、铁及糖,更能促进皮肤光洁柔嫩。实践证明黄瓜浴能细腻、光滑肌肤,保持窈窕身材。

# 陈守平

## 蝮蛇抗栓酶治肥胖

陈守平（北海心脑血管病防治所，邮编：536000）以蝮蛇抗栓酶治疗肥胖症，疗效满意。

### 1. 治疗方法

用蝮蛇抗栓酶 0.000 25 U 做过敏试验。皮试阴性后，用蝮蛇抗栓酶 1.0 U 加入生理盐水 250 ml 内静脉滴注。每天 1 次，15 天为 1 个疗程。停药 1 周后，重复第 2 个疗程。同时，适当控制脂肪及糖的摄入量，治疗期间，严格控制饮食，每天除进食蔬菜、水果各 500 g 及瘦肉少许外，不能进食米、面等主食。

### 2. 疗法解析

陈守平认为肥胖症的发生主要与遗传，饮食，运动，机体的内分泌、物质代谢及神经精神因素有关。目前减肥的主要方法有饮食、运动及药物治疗 3 种，但减肥效果的持久性并不理想。

蝮蛇抗栓酶能降脂、降黏、疏通微循环，抑制脂肪细胞产生游离脂肪酸和中性脂肪酸，从而降低脂肪的合成代谢。同时，由于患者限制饮食摄入量，加强运动，增加机体代谢，加速了脂肪的分解代谢，两者协同作用，达到减肥之目的。

第三部分　名中医外治疗法消肥胖

# 王绣兰

## 按摩拔罐结合耳压多法联合治肥胖

王绣兰医师（华北煤炭医学院附属医院，邮编：063000）以按摩拔罐结合耳压治疗肥胖症，疗效满意。

**治疗方法：**(1)耳穴贴压取穴：主穴取内分泌、神门、饥点；配穴取肾、胃、三焦、食管、肺。每次主穴必贴，配穴酌选2～3个。

操作方法：患者端坐，选准穴位，耳廓常规消毒，用0.7 cm×0.7 cm胶布，将王不留行籽埋于胶布中心并贴于耳穴上，予以按压，防止脱落。嘱患者每顿饭前5分钟自行按压所贴穴位。按压时局部以有痛感或耳廓发热为佳，时间3～5分钟。每5天贴换1次，左右耳交替进行。5次为1个疗程，疗程间休息5天，再进行下1个疗程。

(2)按摩拔罐取穴：大横、中脘、关元、天枢、足三里、三阴交。

操作方法：病人仰卧，选用广州医疗器械研究所生产的强力电动按摩器进行按摩。先用穴位按摩头点按上述穴位，每穴10～20秒，再用大面积按摩头按摩整个腹部（脂肪较多部位要用力按摩），使局部组织产生强烈振动，时间5～10分钟。结束后用真空穴位拔罐器于腹部穴位拔罐15～20分钟，每日按拔1次，20次为1个疗程，疗程间休息3天，再进行下1个疗程。

**注意事项：**在治疗期间，纠正不合理的饮食、生活习惯，少吃高脂肪、甜食等食物，并配合一定的锻炼。

**【典型病案】** 王某，女，35岁，1991年4月15日就诊。身高1.60 cm，体重82 kg；腹围112 cm。自述原来形体正常，近5年体重逐渐增加，多食易饥，喜食油腻、甜食之类,嗜睡,行动笨拙,要求减肥治疗。经 2 个疗程治疗,体重下降 12.5 kg,腹围下降 12 cm,症状消失。随访半年体重没有回升。

【按语】 中医学认为耳并不是单纯孤立的听觉器官,而是一个整体,它与经络脏腑有密切的联系。通过按压耳穴可调节人体脏腑生理功能。大多数患者在进食前或饥饿时按压耳穴可减轻饥饿感,抑制食欲,使食量明显减少,因而提示按压耳穴有抑制消化功能的作用。

王绣兰认为中脘、足三里有抑制食欲、减弱胃肠蠕动的作用;天枢、大横、关元调理肠腑、理气通便、消积降脂;三阴交健脾利湿、化脂降浊。通过按拔这些腧穴可起到调整脾胃、化脂降浊作用而达到减肥目的,使病态机体恢复正常。另外,大面积按摩腹部脂肪较多部位,也起到了一定的运动减肥的作用。

## 足底按摩减肥法

运用足部保健推拿法,对肥胖症能起到一定的减肥作用。

(1)肥胖症足部保健反射区:①甲状腺;②心脏;③肾上腺;④肾脏;⑤横结肠。

(2)操作:①食指按压,其他四指握拳法。②拇指按压,其他四指握拳法。

(3)随证加减:肥胖伴有痰多、头重、倦怠乏力,按压肺气管、支气管、脾、肾、输尿管、膀胱等反射区;伴有心悸、浮肿,主要按压心血管各反射区。

(4)加强重点反射区的按摩。

(5)足趾部按压脑、脑垂体、甲状腺、副甲状腺反射区,拇指、食指捻揪各足趾。

(6)足底部按压心血管系统各反射区,以及肾、脾、肾上腺、胃、腹腔神经丛、胰反射区等。

(7)足部按摩后多喝水,以排除体内毒素。

# 周云英

## 经络减肥仪与耳穴贴压治肥胖

周云英医师（福州市鼓楼区中医院）用耳穴压药疗法加经络减肥仪局部按摩、理疗治疗女性单纯性肥胖病，疗效满意。

### 1. 诊断标准

测体重：要求穿裤叉、背心测实际体重。成人标准体重(kg)＝［身高(cm)－100］×0.9，体重超过标准体重10％为超重，超过20％～30％为Ⅰ度肥胖，超过30％～40％为Ⅱ度肥胖，超过40％～50％为Ⅲ度肥胖，超过50％以上为Ⅳ度肥胖。

测围度：根据体表标志用皮尺量上腹围、腰围、下腹围、上臀围、臀围、大腿围。量时站立，目视前方，身体保持自然状态，腹部不凹进、不凸出，量尺顺着围度拉平并详细记录各部位的大小。

### 2. 临床表现

患者多表现为体胖、怕热、多汗、头晕、胸闷、心慌、气急、易疲劳、腹胀、腰酸、腰痛、便秘、弯腰及下蹲困难等。

### 3. 治疗方法

(1)耳穴贴压：取0.6 cm×0.8 cm胶布，将光滑饱满的王不留行籽贴于胶布上，用血管钳送至耳穴，贴紧后加压力，使患者感到酸、麻、胀、痛或发热。选用穴位有口、食管、胃、大肠、小肠、饥点、脾、肺、肾上腺、内分泌、交感、皮质下、便秘点、三焦、神门等。根据肥胖程度、临床症状选穴治疗，每次只贴单侧，主穴必贴，配穴1～3个，3天更换1次，10次为1疗程，一般治疗3个疗程。要求患者早、中、晚饭前半小时按压耳穴，以耳部出现热、胀、麻、痛感为宜。

(2)经络减肥仪局部按摩:用电极片放在腹部、臀部、大腿等脂肪容易积聚的部位,用松紧带固定后根据每个患者最大的耐受能力,从小到大调节相应的强度,促使肌肉有节奏地收缩,促进血液循环,增加局部的脂肪代谢。每次治疗时间 60 分钟,每天 1 次,10 次为 1 个疗程,第二疗程隔天理疗 1 次,第三疗程 3 天理疗 1 次,一般按摩理疗 3 个疗程。

【按语】 肥胖病的病因比较复杂,与体质、年龄、饮食习惯、遗传、劳逸等因素有关。治疗肥胖病的基本原则是使人体需要的能量较长时间维持于一种负的平衡状态。周云英认为耳穴刺激加经络减肥仪的按摩可起到两种作用:

(1)激发人体内部反馈作用,使有关组织(系统)活动提高,新陈代谢加快,从而使体内蓄积过剩的脂肪组织内的甘油三酯逐步转换为能量,而使脂肪组织减少,体重减轻。

(2)调整胃肠系统的机能。肥胖患者多有食多、饥饿感、大便秘结等症状,神门穴有抑制胃肠蠕动作用,大肠、肺等穴有通畅排便作用,这样既限制了饮食的摄入,又促进了代谢物的排泄,也减少了一部分营养物质的再吸收,从而起到减肥作用。

### 降脂减肥茶饮四则

(1)沙棘 15 g,罗布麻叶、五味子、绿茶各 5 g。以沸水冲泡频饮。有平肝息风、降脂减肥功效。

(2)胖大海 6 g,莲子心 6 g。共煮水,代茶饮。能清热,安神,清心,清咽。

(3)淡竹叶 5 g,白菊花 10 g。共煎水,代茶饮;或将上述原料入茶壶,开水浸泡 2 分钟,待晾温时,频饮(冷饮亦可)不限。有清心明目、利水轻身功效。

(4)竹茹、杭菊花各 10 g,乌龙茶 5 g(或龙井茶适量),滚水泡茶饮用。可清肝热,减脂降压。

# 袁志荣

## 耳穴压丸治肥胖

肥胖病是现代社会的一种常见病与多发病。袁志荣医师以耳穴压丸治疗肥胖症,疗效满意。

### 1. 治疗方法

材料:王不留行籽,剪成 0.5 cm×0.5 cm 之胶布数块。

取穴:主穴:神门、大肠、便秘点、内分泌、三焦等。配穴:脾、胃、交感、小肠、口、食管、脑点、肾上腺等,辨证选取。

操作方法:首先将耳部常规消毒,每块胶布上粘贴 2 枚王不留行籽,选准穴位,贴于其上。单耳取穴,每 3 天换药 1 次,1 个月为 1 个疗程,每日自我按压 4～5 遍,尤以饭前按压效佳。

### 2. 标准体重检测

适用于身长在 150 cm 以上者的公式:标准体重(kg)=[身长(cm)−100]×0.9;适用于身长不足于 150 cm 的公式:标准体重(kg)=身长(cm)−100。

【典型病案】 张某,女,40 岁,自诉从 15 年前生育一子后,体重居高不下,常感腰酸乏力,观其面色苍白,神倦思睡,身高 1.70 m,体重 85 kg,经医院各项检查无器质性病变,要求耳穴治疗。用上方治疗 1 个疗程,患者自诉精神良好,少食即饱,多食则感恶心,尤以晚餐明显减少,测体重 82 kg。休息 3 天,继续治疗半年,测体重 65 kg。嘱其加强体育锻炼,随访 2 年未复发。

【按语】 肥胖病是指体内脂肪积聚过多,体重超过正常的 20% 以上者。该病不仅影响美观,更易诱发多种疾病,如冠心病、高血压等。耳穴压丸是通过刺激耳穴,调整机体的内环境,使之趋于阴平阳秘的状态,以达到减肥之目的。方法简便,疗效满意。

# 王国明

## 穴位埋线治单纯性肥胖

单纯性肥胖症是当今社会的一种常见病、多发病,可加重全身各系统的负担,是多种慢性病发生、发展的直接因素,如高血压、冠心病等。王国明医师(河北省廊坊市中医院针灸科,邮编:065000)采用穴位埋线疗法治疗单纯性肥胖症,疗效满意。

### 1. 诊断标准

参照 1987 年全国中西医结合肥胖研究学术会议确定的计算方法:成人标准体重(kg)=[身高(cm)-100]×0.9;实测体重超过标准体重 20%,并可除外继发性肥胖的患者确诊为单纯性肥胖症。

### 2. 治疗方法

自制埋线包 1 个(弯盘 1 只,剪刀 1 把,镊子 1 把,磨平针芯尖部的 12 号腰穿针 1 支,孔巾 1 块,纱布若干),0 号铬制免煮型医用外科羊肠线 1 根,2%利多卡因 5 ml,注射用水 5 ml,生理盐水 1 瓶备用。

取穴:水分、阴交、天枢、丰隆。

操作:打开埋线包,向弯盘中倒入少许生理盐水,把羊肠线置于其中浸泡变软,剪成长 15~20 cm 若干段;暴露穴位并指切留痕后,穴处常规消毒,铺敷孔巾,用 2%利多卡因表皮局麻,取一段羊肠线从腰穿针前端穿入,后接针芯,将腰穿针沿局麻针孔刺入,得气后边退针边推针芯,把羊肠线垂直埋入穴位内;查看针孔处无暴露羊肠线后用纱布贴护针孔。每月埋线 1 次,3 次为 1 个疗程。

【按语】 王国明认为肥胖的直接原因虽为"饮食不节,入多于出",导致脂肪在体内堆积,但其内在原因多为脏腑功能失调。主要与脾胃、肝、肾相关,尤以脾胃失常为关键。李东垣认为"脾胃旺"的人能食而肥，《丹溪心法》进一步指出"肥人多湿痰"。故治疗以调理脾胃、升清降浊为大法。穴取足阳明胃经天枢、丰隆，能引胃经之气上达于脾，行枢纽之升降作用，使热者清之，湿者利之，滞者通之，清中有补，虚实皆宜。水分、阴交均属任脉，分别位于脐上、脐下1寸，功擅分清泌浊、温运水湿，正如《针灸聚英》所云"水分，泌别清浊……"。诸穴合用共奏健脾利湿、化痰和中、升清降浊之功，从而达到减肥强身的目的。

王国明强调由于羊肠线属异体蛋白，在体内需停留一段时间才被缓慢吸收，利用这一特性，把羊肠线埋入穴位，能较长时间刺激穴位使之持续发挥效应，从而调节患者自主神经系统，抑制胃肠运动，减少胃酸分泌，控制热量摄入，促进机体对葡萄糖的利用，降低脂肪蓄积，使代谢达到新的平衡。埋线疗法每月1次，节省时间，符合现代人快速高效的生活节奏，但对麻醉药、羊肠线过敏者慎用此法。

## 降脂减肥药膳一则

锅塌豆腐

主料：南豆腐3块。

配料：鸡蛋2个，油菜心10棵。

调料：精盐、味精、胡椒粉、料酒、奶、葱、姜、面粉各适量。

制法：

(1)南豆腐片去外皮，切成片(约30片)，平摆在盘内，用精盐、味精、料酒、胡椒粉腌上味，再两面沾上面粉，一片一片地抹上鸡蛋，下入煎锅内，将两面煎成金黄色。

(2)油菜心洗后出水，捞出用凉水浸凉。葱、姜切细丝。胡椒粉、味精调好口味，把葱丝、姜丝撒在上面，用小火将豆腐烧至入味，即可出锅装盘。油菜心用奶、精盐、味精烧上味，围在旁边。

# 汤 柯

## 手法与针刺治肥胖

汤柯医师(陕西省中医药研究院附属医院,邮编:710003)以针刺结合手法治疗单纯性肥胖症,疗效满意。

### 1. 针刺疗法

该法针刺以中脘、关元、带脉为基本穴,中脘、关元两穴长针深刺,中脘穴针感以向脊柱扩散和通向左乳部为佳,关元穴针感以向骶尾及阴部扩散为佳。在此基础上再依据证型不同辨证取穴,在刺法上要求在能行施合谷刺的穴位上全部行施合谷刺。

(1)脾虚湿阻型:加取水分、天枢、丰隆、三阴交、脾俞。刺法:带脉、水分、天枢三穴用合谷刺,丰隆穴用泻法,三阴交、脾俞穴用补法。

(2)胃热湿阻型:加取曲池、内庭、四满、腹结、胃俞。刺法:带脉、四满、腹结用合谷刺,曲池、内庭用泻法,胃俞穴用平补平泻法。

(3)肝气瘀滞型:加取太冲、行间、期门、膻中、肝俞。刺法:带脉、期门用合谷刺,太冲、行间穴用泻法,膻中、肝俞两穴用平补平泻法。

(4)脾肾两虚型:加取脾俞、肾俞、足三里、气海、腹通谷。刺法:带脉、气海、腹通谷用合谷刺,肾俞、脾俞、足三里用补法。

(5)阴虚内热型:加取水道、三阴交、然谷、照海。刺法:带脉、水道用合谷刺,余穴均用补法。

### 2. 手法治疗

(1)按揉背俞穴分布区域,以潮红为度,重点按揉脾俞、肝俞、大肠俞、肾俞等穴。

(2)横擦背部、肩胛骨之间,令热为度。

(3)在足厥阴肝经的足内侧,由上而下做擦法。

(4)点按三阴交1～2分钟。

(5)在足少阴肾经的足内侧由上而下推擦5遍。

(6)以中脘、神阙、关元三穴分别为中心,先自下而上,顺时针急速不停地摩擦2～3分钟;再用较重的拿揉、擦振手法在脂肪堆积较多处反复行施;最后再以掌根或小鱼际将胃向上托提,并停留1分钟,最终使患者产生一种胀饱感。接着以腹部环形摩法做结束手法。做完手法后让病人静卧休息片刻。针刺治疗与手法治疗隔日1次,10天为1个疗程。

【典型病案】 章某,女,32岁,营业员。身体肥胖,尤以腰腹为甚,体重95 kg,腹围135 cm。自感疲乏无力,肢体困重,尿少,腹胀,查舌苔腻、舌质淡红,脉沉细。诊断:肥胖症。辨证属脾虚湿阻型。治以健脾利湿化痰。以上述脾虚湿阻型治法取穴治疗,同时配合按摩手法,并嘱每天晚饭不宜过饱,每天坚持锻炼30分钟。3个疗程后,患者体重83.5 kg,腹围125 cm,患者自述精神好转,行走后疲乏感减轻。

【按语】 汤柯认为该病病机与脾胃之气盛衰有关,故治疗多以脾、胃入手。该法针刺治疗时以中脘、关元、带脉三穴为基础穴,即基于此义。刺法上以合谷刺应脾气为据,将合谷刺应用于肥胖症的治疗,再配以按摩手法,收到了满意的疗效。

## 想减肥首先用甲状腺反射区

要说脚下的反射区哪个最减肥,那肯定是甲状腺了,每天一边揉推100下,减肥效果会很明显。甲状腺是主要的内分泌器官,所以点按它有很多的好处,特胖特瘦、甲高甲低、更年期,都得通过这个反射区来调节。另外,每天在肝、心、脾、肺、肾反射区按揉20分钟,等于是把五脏都照顾到了。五脏之间没什么不协调,就不会出现肥胖问题。

第三部分 名中医外治疗法消肥胖

# 宋秀珍
## 肥胖型 2 型糖尿病针刺治疗

宋秀珍医师以针刺治疗肥胖型 2 型糖尿病肥胖，疗效满意。

### 1. 诊断标准

宋秀珍根据美国生产的Ⅱ型血糖仪检查确诊糖尿病，血糖值 7.3～15.8 mmol/L。根据首届全国中西医结合肥胖症研究学术会制定的标准，确诊为单纯性肥胖病并除外继发性肥胖病。

### 2. 治疗方法

取穴：主穴内庭、足三里、胰俞(第 8 胸椎棘突下旁开 1.5 寸)。肺燥胃火加鱼际、复溜；胃中蕴热加合谷、曲池、中脘；肠燥便结加天枢、上巨虚；脾胃湿热加太白、三阴交、阴陵泉、曲池。

操作方法：各穴常规消毒。胰俞、中脘、太白、足三里、三阴交、阴陵泉平补平泻法，复溜补法，内庭、鱼际、合谷、曲池、天枢、上巨虚泻法。针刺 30 分钟，中间重复上述手法 1～2 次，起针后速按针孔。针刺每日 1 次，针刺 6 天，休息 1 天，4 周为 1 个疗程。

【典型病案】 刘某，女，48 岁，干部，于 1993 年 5 月 16 日就诊。主诉：口渴多饮、易饥 4 月余，近半个月口渴加重，多食易饥，前来求治。患者形体肥胖，面色萎黄，精神不佳，舌质红、苔薄黄略腻，脉弦滑。BP 19/12 kPa，腹部柔软，肝脾未触及，皮肤干燥脱屑。查体：空腹血糖 10.3 mmol/L，尿糖(＋＋)，身高 158 cm，体重 70.5 kg(超重 35%)。诊断为 2 型糖尿病(伴肥胖)，辨证属脾胃湿热。经上述方法治疗后，1993 年 8 月 3 日化验：血糖 3.9 mmol/L，尿糖(－)，体重 63 kg，口渴多饮、多食易饥等症消失，精神转佳，半年后随访未复发。

【按语】 糖尿病属中医"消渴"范畴。《素问·阴阳别论》言"二阳结谓之消"，内热燔灼真脏是其病机,治当滋阴清热、化痰湿。宋秀珍认为肥胖型 2 型糖尿病病人除口渴多饮之外,多食欲亢进,而且患糖尿病之前已有肥胖。据调查,40 岁以上的糖尿病患者,约 2/3 发病前体重超出正常范围 10％以上。研究证明,肥胖者脂肪细胞肥大,造成包括脂肪细胞在内的全身胰岛素受体单位面积数目减少,从而成为 2 型糖尿病的重要诱因之一。

宋秀珍治疗消渴与减肥相结合。主穴胰穴对调整、控制血糖有一定的积极作用;内庭清胃泻火,足三里健运脾胃,补虚扶正,以治其本;配以鱼际、复溜滋阴润肺,合谷、曲池与内庭表里经相配,增强清热泻火之力;腑会中脘调理胃腑气机,大肠募穴天枢和大肠下合穴上巨虚相配润肠通便,增强泻浊之力,脾经原穴太白健脾益气,三阴交调理三阴经,以扶正固本;阴陵泉、曲池清热利湿,达到了控制血糖与减肥的双重目的。

## 《太极十三势歌》

十三总势莫轻视,命意源头在腰隙。变换虚实须留意,
气遍身躯不少滞。静中触动动犹静,因敌变化示神奇。
势势存心揆用意,得来不觉费功夫。刻刻留心在腰间,
腹内松静气腾然。尾闾中正神贯顶,满身轻利顶头悬。
仔细留心向推求,屈伸开合听自由。入门引路须口授,
功夫无息法自修。若言体用何为准,意气君采骨肉臣。
想推用意终何在,益寿延年不老春。歌兮歌兮百十字,
字字真切义无遗。若不向此推求去,枉费功夫贻叹息。

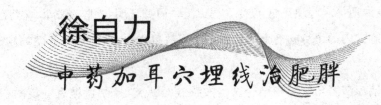

# 徐自力
## 中药加耳穴埋线治肥胖

徐自力医师(河南大学医院,邮编:475001)以中药配合耳穴埋线治疗单纯性肥胖症,疗效满意。

## 1. 治疗方法

(1)耳穴埋线

工具及操作:常规消毒双侧所取耳穴,并用2%利多卡因皮下注射约0.1 ml。取经过消毒的7号腰穿针,在针头前部装入长约1~1.5 mm 00号羊肠线。用带有羊肠线的腰穿针刺入经麻醉的耳穴皮下,用针芯推出肠线并退针。注意:肠线不得暴露在皮外。

取穴:三焦、内分泌、交感,具有调节吸收、排泄、促进代谢和利水功能。食欲亢进者加外鼻,心悸气短者加心、肺,便秘者加大肠,尿少者加尿道,月经不调者加肾。

疗程:耳穴埋线一般2周为1个疗程。每疗程最多可取3个耳穴,同时在两耳埋线。

(2)中药治疗

基本方:炒二丑、菊花、薏苡仁、莱菔子、泽泻、荷叶、茶叶各7 g,共为细末,分7份,每日1份作茶饮。

## 2. 注意事项

徐自力认为在减肥过程中要避免高热量、高脂肪饮食过量摄入,因人而宜制定减肥食谱,这是影响减肥疗效好坏的重要因素。

【典型病案】 王某,女,36岁,工人,身高159 cm,体重72 kg。自诉产后身体逐渐肥胖,食量稍有增加,大便干。内分泌专科诊断为单纯性肥胖。无明显家族肥胖病史。

经过第一疗程治疗,病人体重下降 2 kg,第二疗程体重下降 3 kg,第三疗程体重下降 3 kg。

**【按语】** 徐自力认为治疗肥胖病的耳穴埋线治疗虽与耳穴按压、耳穴埋针等原理相同,但有其独创之处。它既可以避免耳部贴胶布引起皮肤过敏及不美观,又可避免感染及时按压穴位之劳。肥胖需要综合治疗,既要有有效的治疗方法,又需要病人的积极配合,纠正不良的生活习惯。

## 降脂减肥药膳一则

清汤蛋白香菇

原料:香菇 100 g,鸡蛋 4 个,鲜清汤适量,面粉适量,紫菜、米醋、食盐、味精、葱姜汁各少许,鸡脯肉两条。

制法:先取 3 个鸡蛋打破,鸡蛋黄和鸡蛋清分别放置;鸡脯肉刮去筋膜;剁成泥状与蛋清一起搅均匀。另一个鸡蛋亦取蛋清抽成蛋清糊,另把发好香菇取出稍攥一下水分,加食盐、味精少许调匀喂好底口味,鸡脯肉粘面粉及上述蛋清糊,备用。把汤勺刷净加足量清水烧至八成开时,将粘有面粉和蛋清糊的香菇放入汤勺内汆热,捞出入冷水过凉暂置一旁。汤勺再刷净后加鲜清汤烧开去浮沫,加食盐、米醋、葱姜汁、味精各少许,调成咸鲜口味,随即放凉后的香菇及紫菜烧开,即可食用。此菜汤清味鲜、气香色白质嫩,既悦目又可口,老幼皆宜食之。

功效:香菇甘平,补气强身,益胃助食,《神农本草经》曾云:"好颜色,轻身不老。"久食香菇不仅有驻颜和益寿的妙处,还能提高人体的抗癌能力。

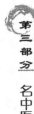

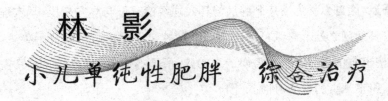

# 林 影
## 小儿单纯性肥胖 综合治疗

林影医师以综合疗法治疗小儿单纯性肥胖症，疗效满意。

## 一、诊断标准

林影根据 WHO 推荐的体格发育评价标准进行诊断，凡超过同年龄、同性别、同身长儿童正常体重的 20%者为肥胖症。包括病理性和生理性（或称单纯性）肥胖两大类，前者为先天遗传性或代谢性疾病或神经和内分泌病引起的继发性肥胖；后者为无原发性疾病的单纯性肥胖，占小儿肥胖的绝大多数，其病因主要为摄入热量过多，超过消耗量，转为脂肪蓄积体内。患儿常有食欲特佳、食量大及少活动史，查体为均匀性肥胖而无其他异常表现，化验及 X 线检查均正常，即可诊断为小儿单纯性肥胖症。

## 二、治疗方法

### 1. 饮食控制

林影认为儿童减肥不同成人，既不能用药，也不能采用饥饿疗法，而应以限制饮食为首要。限制饮食必须不影响小儿基本热量与营养素的需要，以保证正常生长、发育。主要是减少碳水化合物（主食）和脂肪的摄入量，具体应注意以下几点：

（1）儿童处于生长发育阶段，故蛋白质的供给每日不能少于 $1\sim2$ g/kg，仍应常给小儿吃瘦肉、鱼、鸡蛋、豆制品等富含蛋白质的食物。

（2）基本满足小儿食欲，不使小儿受饥饿之苦。应多吃热量小、体积大的食物，主食可采用皮薄、馅大的菜包子、双蒸饭（第一天泡米，第二天再上锅蒸，这样同样重量的米比普通做法体积大 $1\sim2$ 倍）。饭前先喝汤，宜多吃蔬菜（芹菜、笋、萝卜等），睡前 2 小时禁食。

（3）严格限制摄入脂肪和甜食。

(4)体重以每月下降 1 kg 左右为科学,降幅已达正常体重的 10% 左右就不必继续严格限制饮食。

### 2. 运动锻炼

体育活动可因地因人制宜,如体操、跳绳、爬楼梯、慢跑、仰卧起坐、压腿、打球等,可选择几项交替进行,每日坚持 1～2 小时(不包括幼儿园、学校的体育活动)活动和锻炼。运动以身体出汗为宜(夏天除外),避免剧烈运动而使食欲大增,要逐渐增加运动量,父母经常参加并督促、指导,保证体育活动持之以恒,保质、保量完成。

### 3. 精神疗法

要教育患儿正确对待肥胖,既注意饮食控制,又不过度紧张,要树立信心,多给予鼓励、帮助,消除自卑心理。

## 三、预防

林影认为儿童肥胖的预防应从胎儿期开始,孕末期胎儿脂肪细胞最为活跃,提倡母孕期适宜营养,避免出生过重的婴儿。小儿出生后注意科学喂养,制定膳食计划,避免过早添加谷类辅食,牛奶加糖勿过多,少饮糖水或含糖多的饮料。避免挑食、偏食,勿食过肥、含糖过高或油炸食品,每日以粗粮、蔬菜、水果为主食,注意膳食平衡,加强户外活动和体格锻炼。

### 练双腿修长

取坐姿,双脚向前伸直,用双手抓住一脚的脚尖,再把抓住的这一只脚向上伸直、举高。注意,另一条腿的膝盖必须伸直,保持这种姿势 3 秒钟后,换另一只脚进行,左右腿各做 2 次。此法具有促进全身血液循环、消除疲劳的效果,同时也能消除两腿的赘肉。

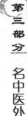

# 彭国富
## 彭氏山楂银菊茶配按摩治肥胖

肥胖病是当今社会的一种时髦病、多发病、常见病,而单纯性肥胖约占肥胖人群的95%,过度肥胖可并发糖尿病、心血管疾病及高血压病,极大影响患者的生活质量。彭国富医师运用中医按摩及山楂银菊茶治疗单纯性肥胖症,取得了满意的疗效。

### 1. 山楂银菊茶

山楂、银花、菊花各10 g。患者服用时先将山楂拍碎,3味药共加水煎汤,取汁代茶饮。每日1剂,15剂1个疗程,连服3个疗程。

### 2. 穴位按摩

以中脘、关元、带脉为主穴,在此基础上根据证型不同辨证取穴。

(1)脾虚湿阻型加水分、天枢、丰隆、三阴交、脾俞、合谷穴。

(2)胃热湿阻型加曲池、内庭、四满、腹结、胃俞穴。

(3)肝气瘀滞型加太冲、行间、期门、膻中、肝俞穴。

(4)脾肾两虚型加脾俞、肾俞、足三里、气海穴。

(5)阴虚内热型加水道、三阴交、然谷、照海穴。

操作方法:按摩自上而下,自前向后,顺时针急速不停地摩擦,以患者有热感或穴位分布区域皮肤潮红为度。在脂肪堆积较多处反复行施较重的拿、揉、擦、振等手法,最后再以掌根或小鱼际将胃向上托提,并停留1分钟,使患者产生一种饱胀感,随着以腹部环形摩法做结束手法。按摩前后患者均服1杯热山楂银菊茶,治疗隔日1次,7次1个疗程,共治疗3个疗程。一般按摩后患者出现排尿属正常现象,饭后或特别饥饿时不宜按摩。

**【按语】** 单纯性肥胖患者脂肪分布比较均匀,没有内分泌紊乱现象,也无代谢障碍性疾病,多为家族史或营养过度。彭国富认为肥胖与脾胃之气的盛衰有关,故治疗多从脾胃入手,选用山楂以促进脾胃消化。药理研究表明,山楂所含的解脂酶能促进脂肪分解,其多种有机酸可提高蛋白分解酶的活性,尤长于消化油腻肉食积滞,并兼入血分而有活血化瘀散肿之效,使食物易被消化;山楂还能扩张血管,增加冠状动脉血流量,降低血压和血清胆固醇,配以菊花和银花更能清热平肝,可助山楂之效,所以特用于肥胖症的治疗。按摩能够大量消耗和祛除血管壁的脂类物质,扩张血管,增加血流量,改善循环,调解体内阴阳平衡。单纯性肥胖症的预防在于避免过食肥甘厚味,强调适当控制进食量,少吃油腻食品,多吃蔬菜和一些低脂肪及少糖类的食物,坚持运动锻炼,在体重减轻时更应注意保持,防止反复。

## 美容纤腰操

(1)俯卧,双手在腰部以上靠近身体两侧按地,双肘向上,手指向前。双脚不离地,尽量抬高颈、肩、胸,呈向后弯腰姿势。保持双手双脚的位置不变,提臀,使身体呈人字形。由手脚承受全身重量,臂腿挺直,紧收腹部,保持这一姿势6秒钟。臀部放低,恢复到弯腰的姿势,继而恢复到预备动作。

(2)坐地,弓腿,膝盖向上,脚平放地上(最好将脚塞在重物下面),双手手指交叉抱住颈后。上身后仰,使后背与地面成45°角,同时尽量先左后右两侧扭腰。然后将身体向前,恢复坐姿。再做一遍,但此次先向右扭,再向左扭。

# 蔡敬宙

## 治肥胖针刺宜补泻结合

肥胖是营养过剩的表现,是由于能量的供给大于消耗,而作为机体"燃料"的脂肪在体内过剩地蓄积起来有损于身体健康的一种超体重状态。蔡敬宙医师(广州市第一人民医院,邮编:510180)以针灸治疗单纯性肥胖症,疗效满意。

**治疗方法:**主穴:足三里、丰隆、梁丘。

配穴:脾虚气弱加三阴交、关元、气海;痰郁气滞加中脘、曲池、膻中;中焦火盛加厉兑、天枢、公孙。

**操作方法:**脾虚气弱型针刺得气后用徐疾补泻法中的补法行针;关元、气海用隔姜灸法;痰瘀气滞用平补平泻法;中焦火盛用泻法。留针30分钟,每5分钟行针1次。隔天针1次。30天为1个疗程。

**【按语】** 蔡敬宙认为针灸减肥的优点是没有任何副作用,且能从整体上对肥胖病人的各种生理功能紊乱进行综合调整,标本兼治,减肥后不易复发。研究表明,针灸可以使基础胃活动水平降低及餐后胃排空延迟。蔡敬宙认为单纯性肥胖者的5-羟色胺含量高于正常,从而导致消化、呼吸、心血管和内分泌功能异常,针刺能降低其外围5-羟色胺水平,使生理功能恢复正常。针刺还可以增强患者下丘脑-垂体-肾上腺皮质和交感-肾上腺髓质两个系统的功能,促进机体脂肪代谢,消耗积存的脂肪,从而达到减肥的目的。

# 张 丽

## 肥胖症并发高脂血症的磁化针疗法

肥胖病患者多并发高脂血症，高脂血症患者又易患心脑疾患。张丽医师（沈阳市中医院，邮编：110004）采用磁化针治疗肥胖症并发高脂血症，效果满意。

### 1. 针刺治疗肥胖症并发高脂血症的机制

张丽认为肥胖症可引起许多疾病，与正常人比较，肥胖者心脑血管病、糖尿病、肝胆疾病及癌症等的发病率均较体重正常者高。高脂血症易引发动脉硬化，其中高胆固醇血症能引发动脉硬化已通过动物实验、流行病学调查、病理学研究、临床研究等证实。因此治疗肥胖症并发高脂血症对心脑血管等重大疾病的防治具有重要意义。

### 2. 诊断标准

(1)肥胖病的诊断标准：体重超过标准体重的20%并有F超过30%，即为肥胖病。标准体重(kg)＝[身高(cm)－100]×0.9；脂肪百分率(F%)＝(4.750/D－4.142)×100%；$D$(身体密度，成人男)＝1.091 3－0.001 16$x$；$D$(成人女)＝1.089 7－0.001 33$x$；$x$＝肩胛肌皮褶厚度(mm)＋三角肌皮褶厚度(mm)，取右侧。

(2)高脂血症的标准：在正常饮食情况下，2周内如2次测血清总胆固醇(TC)均≥6.0 mmol/L(230 mg/dl)或甘油三酯(TG)≥1.54 mmol/L(140 mg/dl)或高密度脂蛋白(HDL-C)男性≤1.04 mmol/L(40 mg/dl)、女性≤1.17 mmol/L(45 mg/dl)者，即可确认。全部病例符合以上两个标准，排除神经内分泌疾病引起的高脂血症。

### 3. 治疗方法

取穴：主穴为腹结、天枢、足三里、丰隆。配穴脾虚湿阻加公孙；胃热湿阻加内庭；

肝郁气滞加太冲;阴虚内热加太溪、三阴交。

操作方法:局部皮肤消毒,右手持针,针尖抵触穴位,压按结合刺入表皮,进针深度适宜,用提插捻转法。得气后在腹结、丰隆穴针柄上套磁针器,磁场强度为 5 000 GS。留针 30 分钟,每日 1 次,10 天为 1 个疗程,共治疗 3 个疗程。治疗期间不用其他减肥疗法和降脂疗法,保持原生活习惯。

【按语】 张丽认为肥胖症是由于先天禀赋因素,过食肥甘以及久卧久坐、少劳等引起的以气虚痰湿偏盛为主的一类病症,其病位主要在脾与肌肉,属本虚标实。《王氏医存》中曰:"肥人酗酒之湿热久作,痰涎淫浃一身。若失跌则在左半边瘫软无力……久久则右半边亦软,甚则发颤语强。"高脂血症是指血中血脂成分过高,中医学将此证归于"痰浊"、"痰湿"一类。从中医五脏的功能来看,与人体脂质代谢最为密切的脏腑莫过于脾脏,脾主运化,包括运化水谷精微和运化水湿两个方面。一方面,营养性的精微物质要靠脾来传递运输;另一方面,人体的一些代谢产物及过剩物质也要靠脾来清除转运。《内经》中称脾能"化糟粕,转味而出入者也"。由此所见,脾维系着人体水谷精微的运输及代谢,其中自然也包括了现代医学所言的脂质代谢。从现代医学观点看,中医之脾是以消化系统为主的多器官系统的功能单位,脾虚是以消化系统机能障碍为主,涉及多器官系统的全身性功能低下的病理过程。大量实验研究结果表明,脾与人体多种受体、酶的关系密切,而某些受体、酶缺陷正是导致高脂血症的主要因素,故高脂血症源于脾虚,脾虚痰浊是该病的关键。由此可见肥胖症的病因病机与高脂血症的病因病机共同源于脾虚痰浊。基于上述理论,取穴主要以足阳明、太阴经穴为主,以健脾胃、祛痰湿,使体内停聚的脂膏及湿浊消除,气血运行通畅。

磁化针疗法是近几十年应用于临床的一种治疗方法。实验证明,在穴位上施用磁力线的影响,能促进新陈代谢、肠蠕动及排空等功能。磁化针在针刺的基础上,加上磁力线对穴位的直接作用,增强了调节脂类代谢的作用。因此,在降低血脂指标 TC 方面效果明显。磁化针治疗单纯性肥胖症并发高脂血症说明磁针在治疗肥胖的同时,调整了异常的脂质代谢,这在防治心脑血管疾病方面具有一定的作用。

# 旷秋和
## 单纯性肥胖电针疗法

旷秋和医师以电针治疗单纯性肥胖症，效果满意。

### 1. 诊断标准

参照 1992 年中国中西医结合肥胖病研究学术组制定的单纯性肥胖病的诊断、疗效评定标准,实测体重超过标准体重 20% 以上,并有脂肪百分率(F%)超过 30% 者,即为肥胖病。实测体重超过标准体重但 <20% 者,为超重。成人体重标准 = [身高(cm)-100] × 0.9 = 标准体重(kg)。脂肪百分率(F%)测算:$F\% = (4.750/D - 4.142) \times 100\%$,其中 $D$(体密度)测算:男性 $D = 1.0913 - 0.00116x$,女性 $D = 1.0879 - 0.00133x$。其中 $x$ = 肩胛角下皮褶厚度(mm)+ 上臂肱三头肌皮褶厚度(mm),取右侧。而中度肥胖为超过标准体重 30%~50%,F% 超过 35%~45%。

### 2. 治疗方法

(1)基本选穴

中脘、天枢、关元、足三里、减肥穴(位于腹股沟中点处与神阙穴连线之中点)。

(2)辨证取穴

营养过剩型:基本穴加建里、丰隆、髀关、箕门、三阴交、曲池、支沟。

脾虚湿盛型:基本穴加水分、外陵、滑肉门、三阴交、合谷、阴陵泉。

胃热湿阻型:基本穴加梁丘、阴陵泉、内庭、合谷、曲池、梁门。

阴虚肠燥型:基本穴加三阴交、丰隆、上巨虚、大横、血海、曲池、支沟。

肝郁气滞型:基本穴加阳陵泉、太冲、气海、三阴交、合谷、外关。

脾肾阳虚型:基本穴加阴陵泉、箕门、太溪、气海、地机、丰隆、合谷。

(3)操作方法

按常规针刺操作,先将银针刺入各穴,令其得气,然后根据不同证型,分别选取3～4组穴(6～8个穴)进行电针治疗,选取疏密波,强度以患者能耐受为度,电针时间保持30分钟。针后辅以腹部及上下肢轻手法放松按摩。

(4)治疗时间与疗程

治疗的头3天应连续治疗,然后隔天治疗1次,15次为1个疗程,最少治疗1个疗程,最多治疗3个疗程。

(5)饮食配合原则

治疗期间应禁食高脂肪、高淀粉、高糖分食物,如肥肉和油炸、油煎、辛辣刺激及甜食之类,以瘦肉、鸡蛋、蔬菜为主,晚餐应少吃。

【典型病案】　颜某,男,43岁,2000年7月初诊。主诉:自幼即胖,近几年体重增加更明显。曾服用过多种减肥食品和药品,也进行过节食减肥,体重都有所减轻,但过后不久体重迅速恢复,并超出原来体重。近3年来,体重又有所增加,虽经锻炼但体重一直不减。现患者体重104 kg(身高172 cm),形盛体肥,喜食肥甘厚味,嗜酒,倦怠乏力,便秘,苔黄腻,脉弦滑。旷秋和辨证属于营养过剩型。按基本选穴和辨证选穴,取天枢、关元、中脘、足三里、减肥穴、建里、气海、丰隆、三阴交、髀关、箕门、曲池、支沟等穴,针刺得气后选取6～8个穴位(3～4组)进行电针治疗,选取疏密波形,治疗30分钟。经3个疗程治疗后,体重下降19.5 kg,其他症状也消失,随访1年体重未见反弹。

【按语】　肥胖是一个世界医学难题,目前仍然没有找到根治肥胖症的办法。中医学的针灸对肥胖具有独特的治疗效果,既安全又方便、适用,其用电针刺激相应的穴位,能疏通经络、调节内分泌及机体平衡、抑制亢进的食欲、促进脂肪分解。电针减肥是目前比较有效的一种健康减肥方法。旷秋和选择疏密波电针能促进代谢,促进气血循环,改善组织营养。通过调理,由内而外,标本兼治。在治疗期间,减肥者结合饮食调理,可强化、延续减肥的效果,有利于体重持续稳定地下降,并对长期控制食量有很好的帮助。

# 徐 琳
## 针刺治疗肥胖病

徐琳医师（山东省济宁市中医院，272100）以针刺治疗单纯性肥胖病，疗效满意。

### 1. 针刺取穴

主穴：天枢、中脘、关元、足三里、三阴交、丰隆。

配穴：如伴多食易饥、口干喜饮、腹胀中满、大便秘结、舌红苔黄、脉弦数，属胃肠腑热型，可加内庭、合谷；如伴浮肿、肢体困重、神疲乏力、纳呆腹胀、尿少便溏、舌淡苔白腻、脉濡，属脾虚湿阻型，可加水分、阴陵泉；如伴肢冷畏寒、腰膝酸软、浮肿、腹胀纳呆、尿少便溏、舌淡苔白、脉弱，属脾肾阳虚型，可加脾俞、肾俞。

### 2. 操作方法

常规消毒后用 2.5 寸 30 号毫针针刺，得气后行补泻手法。中脘、天枢、丰隆用泻法，其余三主穴用补法，然后主穴用电针仪高频连续波均匀刺激，留针 30 分钟，每日 1 次，15 日为 1 个疗程，休息 3 日，进行下一疗程治疗。

【典型病案】 王某，男，23 岁。身高 176 cm，体重 94 kg，身体肥胖、多食易饥、腹胀、口干喜饮、大便秘结，舌红苔黄，脉滑数。针刺取穴中脘、天枢、关元、足三里、三阴交、内庭、丰隆、合谷。常规消毒后，用 2.5 寸 30 号毫针针刺，得气后行泻法，中脘、天枢、关元、足三里、三阴交用电针仪高频连续波均匀刺激，留针 30 分钟，每日 1 次，15 日为 1 个疗程。经治疗 2 个月后，体重减少 11 kg，且多食易饥、腹胀、口干喜饮、大便秘结等症状均消失。

【按语】 徐琳认为该病发生主要与先天禀赋不足、嗜食肥甘厚腻、久卧喜坐或活动过少、脾胃虚弱、痰湿内停等因素有关。因而肥胖症患者表面形体壮实，为实证，实际上引起肥胖的主要原因是正气虚衰,即正气虚衰为本(脾虚、肾虚),痰湿浊脂为标。徐琳治疗取足三里、三阴交、关元,补脾益肾,扶助正气;丰隆为化痰之要穴,标本兼治。针刺疗法可激发经络功能,使之泻其有余,补其不足,阴阳平复。现代研究表明:针刺腧穴有双向调节的作用,使机体各系统过强或过弱的功能状态归于平衡。取中脘可抑制患者过强的食欲,针刺天枢可使肠蠕动加快,使排出增多,减少营养物质的过多吸收。针刺治疗单纯性肥胖症,需同时控制饮食和增加体育活动,才能达到最佳的减肥效果。

## 科学饮食 讲求平衡

既然是"科学饮食",那就不能"不吃"而是要"会吃"。决定减肥的朋友最好每日摄取热量比原来日常水平减少约1/3。第二就是调整饮食结构。我们膳食结构的"基座"为谷类及薯类,也就是常说的"主食":谷类主要指米、面、杂粮;薯类则包括马铃薯、甘薯、木薯等。中国传统饮食结构就是以五谷杂粮作为膳食结构的根本。第二层蔬菜水果类包括根茎、叶菜、茄果等。第三层是鱼、禽、肉、蛋等动物性食物。第四层是豆类、奶及奶制品。顶层是纯热能食物,包括动植物油、淀粉、食用糖和酒类,主要提供能量,还有盐。

过去一直认为吃动物油会升高血脂,而不饱和脂肪酸会降低血脂,所以强调少吃肥肉、猪油而多吃植物油。其实这种看法并不完全对。植物油吃得太多,只要达到总能量的30%以上,也会使血脂上升引起肥胖。因此控制脂肪摄入量,不超过总能量的30%成为平衡膳食的重要一条。在摄入少量动物脂肪时,烹调用油应该每日少于25 g。食盐每天摄入量小于6 g。

# 李洪梅
## 综合治疗肥胖病

肥胖是体内脂肪堆积过多和(或)分布异常的一种状态。肥胖是一种疾病，它包括了肥胖本身对健康的损害以及肥胖的相关疾病如高血压、糖尿病、高血脂、心脑血管疾病和某些癌症等对健康的损害两个方面。目前肥胖的发病率正在逐年增加，据统计，全球目前有3亿人患肥胖症。李洪梅医师（煤炭总医院内分泌科，邮编：100028）综合治疗该病，疗效满意。

### 一、肥胖的诊断标准

理想体重的计算：理想体重(kg)＝身高(cm)－105，或等于[身高(cm)－100]，男性×0.9，女性×0.85。一般实际体重为标准体重的±10％为正常，10％～20％为超重，≥20％为肥胖。

### 二、治疗方法

1. 非药物治疗

主要包括运动疗法和饮食疗法，二者均是治疗肥胖最基本、最必不可少的手段。减轻体重的原则是每日摄入的能量要低于每日能量的消耗。

(1)运动疗法：李洪梅提倡有氧运动。根据肥胖患者的年龄、身体状况、有无伴随疾病来决定运动量，通常是年轻、无伴随疾病者适于强度比较大的运动，如游泳、跳舞、球类、爬山等，老年人或有伴随疾病者适于缓和运动，如慢步、骑车、打太极拳等。运动时要注意循序渐进，逐渐增加运动量，适宜的运动量可根据最大安全运动心率＝(220－年龄)×(60％～70％)来判断。要选择一些患者自己感兴趣的运动方式，这样才能长久坚持下去。

(2)饮食疗法：李洪梅认为一般轻度肥胖患者仅需限制脂肪、甜食、啤酒等，多做体育锻炼和体力劳动,而不用药物。中度以上肥胖患者更须严格控制总热量,男性要求控制在 6 276~7 531 kJ/d,女性要求控制在 5 021~6 276 kJ/d。饮食结构要合理,如脂肪(不论动物脂肪还是植物脂肪)的量要加以限制,一般控制在总热量的 10%~20%,蛋白质的摄入量每日每千克体重要不少于 1 g,要多食用富含膳食纤维的新鲜蔬菜、水果和粗粮等。

2. 药物治疗

李洪梅认为当饮食及运动治疗未能奏效时,可采用药物辅助治疗。目前被公认的具有良好疗效性和安全性的减肥药有两大类:一类是非中枢神经系统作用药物,代表药物是奥利司他。另一类是中枢神经系统作用药物,代表药物为西布曲明。

(1)奥利司他:目前公认的惟一的胰脂肪酶抑制剂,可抑制小肠脂肪吸收约 30%,在饮食和运动治疗的基础上可进一步减少热量的摄入。其胃肠道吸收率极微(<3%),因此几乎不吸收入血。临床试验证实奥利司他通过降低体重可治疗糖尿病、高血压、高血脂和脂肪肝,并取得良好效果。最常见的不良反应为胃肠道反应,如油性便、腹胀等。常用量为 120 mg,每日 3 次,进餐时服用。如果不进餐或食物比较清淡,可以不服用。

(2)西布曲明:为去甲肾上腺素、5-羟色胺再摄取抑制剂。通过抑制上述两种神经递质,一是兴奋下丘脑的饱食中枢,增加饱腹感,降低食欲;二是诱导外周组织产热,增加代谢,达到减肥目的。主要的不良反应是口干、恶心、厌食、失眠、心悸、便秘、血压轻度升高,一般随着用药时间的推移不良反应可逐渐减轻。用法:10 mg/d,反应严重者可减为 5 mg/d,不推荐 15 mg/d。早晨空腹服用。

(3)其他:李洪梅认为肥胖合并糖尿病时可采用二甲双胍,研究证明该药在降低血糖的同时,有良好的降体重作用,并能减轻胰岛素抵抗。如果二甲双胍和减肥药物合用,减肥效果将更加显著。

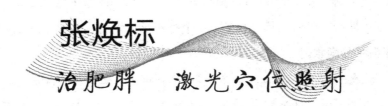

张焕标

治肥胖　激光穴位照射

张焕标医师（南京市下关激光医院，邮编：210015）应用 He-Ne 激光照射穴位治疗单纯性肥胖症，疗效满意。

**治疗方法：**(1)治疗仪器：选用江苏省江阴市马镇激光仪器厂生产的 He-Ne 激光治疗仪，输出功率为 20 mW，波长为 6 328 mW，光纤末端输出功率为 3～4 mW。

(2)取穴：根据中医经络学说，以循经取穴为主，辨证施治。

①脾运失健、气虚湿滞者，取曲池、列缺、水分、天枢、关元、三阴交等；耳穴配脾、肺、肾、腹、三焦等。

②冲任失调、带脉失约者，取曲池、关元、四满、带脉、三阴交等；耳穴配肾、脾、内分泌、子宫、直肠下段等。

③阳明内热、湿浊瘀阻者，取曲池、支沟、腹结、三阴交、内庭等；耳穴配肺、三焦、大肠、直肠下段等。

(3)操作：以光代针，用 He-Ne 激光治疗仪光纤末端对准穴位照射，每个穴位 3～5 分钟。能量密度：12.9 J/cm²。

(4)疗程：每日 1 次，12 次为 1 个疗程，疗程间隔 7～10 天，一般治疗 3 个疗程。

**【典型病案】**

**例 1**　陈某，女，45 岁，干部。初诊日期：1988 年 6 月 7 日。自诉体重明显增加已有 5 年。平素常头晕乏力，呼吸短促，腰膝酸软，月经不调，带下量多。身高 167 cm，体重 78 kg，腹围 114 cm。舌质淡，苔白腻，脉缓无力。无家族肥胖史。查血总胆固醇 6.1 mmol/L，葡萄糖耐量试验、促肾上腺皮质激素试验均阴性，头颅 X 线平片无异常，基础代谢率 7%，吸[131]碘试验 22%。诊断为重度单纯性肥胖。辨证为冲任失调，带脉失约。治以调理冲任,约束带脉。取体穴:曲池、关元、四满、带脉、三阴交。耳穴:肾、脾、内分泌、子宫、直肠下段。经 He-Ne 激光穴照,15 天后,体重下降 4.5 kg,腹围减小 5 cm。休息 1 周,继续第二、第三疗程。3 个疗程后,体重降至 67.5 kg,腹围减小至 101 cm,患者十分满意。

例2 王某,女,25 岁,工人。初诊日期:1988 年 5 月 6 日。患者自幼体重大于同龄人,3 年前婚后体重又明显加重,食欲增加、头昏、胸闷、心悸、易汗、腹胀、便稀、懒言、乏力、嗜睡,不能耐受较重的体力劳动,月经正常。察其体表:皮下脂肪厚。身高 153 cm,体重 68 kg,腹围 121 cm。舌苔厚腻,舌质胖,脉细无力。血脂测定在正常范围,吸[131]碘试验 20%,基础代谢率 5%,葡萄糖耐量试验、促肾上腺皮质激素试验均阴性。诊断为重度单纯性肥胖。辨证为脾运失健,气虚湿滞,治以补气运脾化湿。取体穴:曲池、列缺、水分、关元、三阴交。耳穴:脾、肺、肾、三焦。经 He-Ne 激光穴照,第一个疗程结束体重下降 3.5 kg,腹围减小 11 cm,自觉症状好转。休息 7 天,取原穴继续治疗。第二个疗程结束体重下降至 61 kg,腹围减小至 95 cm,食纳正常,精力充沛。

【按语】 张焕标认为在日常生活中,不同个体对热量的需求差异很大,少者每日仅需 6 270 J 左右,多者则达 12.54 kJ 以上。体重之所以能保持相对恒定,主要是由于神经内分泌系统对人体的活动、摄食以及代谢等过程进行生理调节的缘故。经络与脏腑密切相关,光针除具有调节经络的功能外,还起着调节人体水盐代谢,增强酶的活性,促进脂肪、糖、蛋白质三大代谢的作用,从而纠正脂质正常代谢,增强免疫功能,使体重恢复正常。

## 减肥宜常饮山楂茶

【材料】山楂 500 g,干荷叶 200 g,薏苡仁 200 g,甘草 100 g。

【做法】将以上几味共研细末,分为 10 包,每日取 1 包沸水冲泡,代茶饮。

# 来鸽飞

## 腹部肥胖　针刺加按摩

来鸽飞医师（浙江省杭州市人民医院，邮编：310023）以针灸加按摩治疗单纯性腹部肥胖病，效果满意。

## 一、病因病机

中医学认为肥胖与遗传、饮食以及精神因素有关。中医则认为肥胖的产生，多因脾胃功能失调，水谷精微不得输布，脂浊痰湿内聚所成。

## 二、治疗方法

1. 针刺

以腹部神阙穴为中心，针刺四周的中脘、下脘、气海、关元及双侧滑肉门、天枢、外陵、大横穴，直刺1～2寸，连接电针以持续刺激20～30分钟，波形自定，强度以患者能耐受为宜。此外在患者的上肢加针手三里、内关，下肢加针足三里、上巨虚、下巨虚、丰隆、阴陵泉、三阴交，均留针20～30分钟。

2. 按摩

患者平卧，施术者立于左侧，在患者腹部搽上减肥膏，用右手掌对其按摩，具体可采用下述手法。

（1）双手推摩法：双手平掌贴于患者腹部两侧，分左右同时以顺时针方向推摩患者整个腹部15圈。

（2）圆切法：从患者小腹耻骨右侧处向上切去，沿腹部1圈，一直切至耻骨左侧，反复做15次。

（3）叩揉法：右手握成空心拳，叩在患者的肚脐上，做顺时针方向揉动，腹部脂肪厚的可将左手置右手上加力运转，反复揉动15圈。

(4)双手交叉推挤法:双手交叉按在患者两侧肋骨下缘处,用力将一手从右推挤向左侧腹股沟皱纹处,另一手从左推挤向右侧腹股沟皱纹处,双手各作 15 次。上述针刺及按摩每日或隔日进行 1 次,每次 45~60 分钟,10 次为 1 个疗程。

【按语】 来鸽飞运用针灸治疗该病,取手、足阳明经穴,足太阴经穴及任脉穴为主。其中中脘、手三里、足三里有抑制食欲、调整胃肠蠕动的作用;上巨虚、下巨虚、滑肉门、天枢、外陵、大横、下脘疏调肠腑、理气通便;丰隆、阴陵泉、三阴交、内关健脾利湿、通调水道;气海、关元配合足三里、阴陵泉、三阴交、内关有补益肾气、疏通三焦气机的作用。与此同时,施以腹部按摩,则能分解脂肪,促进代谢物排泄。两者结合,标本兼治,使脾胃的运化和三焦的气化恢复正常,则脂凝得化,痰湿浊物得泄,从而达到减肥的目的。

来鸽飞认为针灸结合保健按摩,对肥胖患者的异常功能状态具有双向、良性的调整作用,它一方面能够抑制肥胖患者过于亢进的食欲和胃肠的消化吸收机能;另一方面则可较好地促进能量代谢,增加能量的消耗,加快体脂的分解。

### 消除便秘,帮助排毒用风箱式呼吸法

把肺部当作铁匠的风箱那样使用,放松身体,舒适打坐。开始时呼吸应相当快速,但不要用力猛烈。用大拇指盖住右鼻处,做腹式呼吸。急速、有节奏、有力地连续吸气和呼气,让腹部扩张和收缩,做 20 次完整呼吸。然后,用大拇指盖住左鼻处,重复做腹式呼吸 20 次。做完了一个回合,休息 1 分钟,再做第二个回合。

这种呼吸法可使心气平和,风箱式调息使人腹部肌肉、脾脏、肝脏、胰脏活动旺盛有力。它能促进胃肠蠕动,消除便秘。

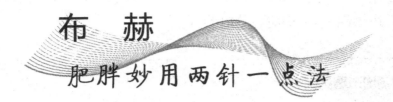

# 布 赫
## 肥胖妙用两针一点法

布赫医师（包头医学院第二附属医院，邮编：014030）以体针、耳针、点穴结合治疗肥胖病，疗效满意。

### 1. 辨证分型取穴

(1)脾虚停湿型：取大肠经、胃经、脾经之穴，外陵、大巨、水道、天枢、曲池、足三里（双侧）。

(2)痰浊中阻型：取脾经、胃经、任脉之穴，天枢、外陵、大巨、水道、中脘、气海、水分、足三里、丰隆、三阴交、地机。

(3)肾阳不足型：取肾经、脾经、督脉之穴为主，阳陵泉、阳谷、太溪、中脘、百会。点穴：用拇指或中指指腹点压双侧天枢、腹结穴。

(4)操作方法：穴位取双侧，用泻法，外加电针，15 天为 1 个疗程。

### 2. 耳穴

取神门、脾、胃、大肠、内分泌。

操作方法：将耳廓局部皮肤用 75% 乙醇消毒，用粘有王不留行的医用胶布，固定于穴位上，多次饭前按压，15 天为 1 个疗程。

【典型病案】 王某，女，56 岁。自述无家族肥胖史，多食，尤以睡前进食多，活动不便，到处寻找减肥方法，均无济于事，于 2000 年 11 月 8 日就诊。查体重 98 kg，身高：158 cm，血压：160/100 mmHg。血脂：胆固醇 7.1 mmol/L，甘油三酯 3.1 mmol/L。采用上述方法治疗 2 个疗程，体重减轻 25 kg，血压 138/85 mmHg，胆固醇 4.3 mmol/L，甘油三酯 0.8 mmol/L。随访 1 年，配合饮食调节，体重未改变。

【按语】 布赫认为肥胖多因脾不健运，致使运化失调，以致痰湿内阻，故该病治疗以化脂降浊法。他采取局部穴位,用泻法,以燃烧多余脂肪。耳穴取胃、饥点、体穴、足三里,通过刺激上述穴位产生信号沿迷走神经传导,同时阻断下丘脑的饥饿信息,因而抑制饥饿感,从总体上起到减肥消脂的作用。

### 降脂减肥药膳两则

(1)荷叶莲藕炒豆芽

原料:荷叶 200 g,水发莲子 50 g,绿豆芽 150 g,藕 100 g,素花生油适量,食盐、味精、水淀粉各少许。

制法:取莲子、荷叶加清水适量,文火煎汤后暂置一旁备用。鲜藕切成细丝用素油煸炒至七成熟,再加入煮透的莲子和洗净的绿豆芽,再将先煎出的汤浇上,加适量的食盐、味精,用水淀粉勾芡盛出装盆即可食用。

功效:莲子养肾补脾,养心安神;荷叶升发清阳;绿豆芽清热解毒。同做成菜,常食之可以健脾利湿,轻身清肿。

禁忌:炒菜时不可加酱油。

(2)茼蒿炒萝卜

原料:茼蒿 100 g,白萝卜 200 g,花生油、食盐、味精、水淀粉各适量。

制法:把茼蒿、白萝卜分别切成细条后,将花生油放入炒勺内,待油热后再放白萝卜条炒至七成熟时加入茼蒿,快熟时加食盐、味精调味,以水淀粉勾芡盛出装盘即可。

功效:茼蒿可降气化痰;白萝卜利气,有健脾胃助消化之功。二者配菜常食可消肿轻身。

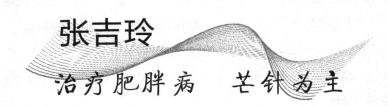

# 张吉玲
## 治疗肥胖病 芒针为主

张吉玲医师（甘肃省酒泉市中医院，邮编：735000）以芒针为主，配合耳穴贴压疗法治疗单纯性肥胖病，疗效显著。

### 1. 诊断标准

根据卫生部《中药新药治疗肥胖病的临床指导原则》为依据制定。成人标准体重（kg）＝[身高（cm）－100]×0.9。如果患者实际体重超过标准体重20％以上，即为肥胖病。

肥胖程度分级：轻度（Ⅰ级）：超过标准体重20％～29％；中度（Ⅱ级）：超过标准体重30％～50％。重度（Ⅲ）：超过标准体重50％以上。

### 2. 治疗机制

张吉玲以芒针为主配合耳穴贴压疗法的机理是通过调整下丘脑的饥饿信息，抑制饥饿感，减少摄食，增加消耗，有效地调整食欲亢进、血压、血脂、自主神经功能及能量代谢，使神经、内分泌和物质代谢正常，从而达到减肥效果，使病态机体得到康复。该疗法操作简单，费用低廉，无任何不良反应，属纯天然疗法。

### 3. 辨证分析

张吉玲认为只要人体内的元气充沛，及时地排泄祛除体内蓄积的废物和多余脂肪，就不会出现肥胖，故他取气海、关元以温阳补气。正如道家《肥纂》指出："谷气胜元气，其人肥而不寿；元气胜谷气，其人瘦而寿。"肾阳之气是生命的原动力，对控制人体肥胖起决定性作用。故补此二穴使阳得阴助而生化无穷。中脘为胃之募穴，六腑之会。古人云："中脘者，禀人之中气，营气之所出。"芒针治疗能激发诸经阳气，振奋中阳,升清降浊,以调整谷气,此乃阴中求阳之妙法。张吉玲根据脾主运化的生理功能,取脾经之穴腹哀、大横以健脾助运,配减肥经验穴即阿是穴以提高健脾消脂之功。百会位于巅顶,其下即为脑髓,且百会归属于督脉,督脉为一身阳脉之海,统一身之阳气,刺之可振奋阳气,阳主动,阳气足则脂肪正常分解,释放能量,人体就能达到吸收与分解的动态平衡状态。总之,诸穴配伍,标本兼顾,共奏温阳助运、健脾消脂之功。

## 4. 治疗方法

主穴:大横(双)、减肥经验穴(双)、中脘、腹哀(双)、气海、关元。

配穴:百会、神庭、上巨虚(双)、丰隆(双)。

耳穴:饥点、渴点、下角端、神门、肝、胃、脾,便秘者加大肠。

针具:主穴用 15～20 cm 芒针,配穴用毫针,耳穴用王不留行籽贴压。

手法:主穴用芒针缓缓进针,用小幅度捻转泻法,每 5 分钟行针一次,其中大横、减肥经验穴接 6850 型电针仪,频率为 2 Hz,刺激以患者最大耐受度为限。配穴用毫针直刺或斜刺,施平补平泻手法。均留针 30 分钟,每日 1 次,15 次为 1 个疗程。耳穴用王不留行籽贴压,嘱患者每天自己按压 6 次,每次以耳廓微红发热为度,其中饭前 5～10 分钟必须按压饥点、渴点 30 次,1 周后双耳交替贴压。

【典型病案】 王某,女,40 岁,1999 年 3 月 20 日初诊。产后因营养过剩导致肥胖,经查排除其他疾病,身高 160 cm,体重 74 kg,超过标准体重的 37%,腹围 113 cm。诊断为单纯性肥胖病,中度。即日给予芒针为主,配合耳穴贴压治疗。经治 1 周后,体重减轻 6 kg。治疗 15 次后,体重减轻 11 kg,腹围减为 95 cm。嘱加强锻炼,平衡合理饮食。随访 1 年余,体重再未增加。

【按语】 张吉玲认为单纯性肥胖病是因机体内热量的摄入大于消耗,造成脂肪在体内积聚过多,导致体重超常的病症。属于中医"肥人"、"肥满"、"痰湿"等范畴。芒针减肥具有取穴少、进针深、得气快、针感强等优势,配合耳穴贴压疗法更能双管齐下地对食欲亢进、血压、自主神经功能、脂质水平及能量代谢进行良好的调整。芒针减肥效应可能是通过调整下丘脑的饥饿信息,抑制饥饿感,减少摄食,同时此法可使自主神经功能接近或达到正常人的水平。

# 刘承卫
## 刘氏妙用手法治肥胖

刘承卫医师（广西中医学院第一临床医学院，邮编：530023）以手法治疗单纯性肥胖症，疗效理想。

### 1. 病因病机

刘承卫认为肥胖与禀赋、饮食失调、脾胃肝胆肾脏腑功能失常及不良生活习惯有关。其主要发病机制为：

(1)明显肥胖家族史，先天之精与后天之精的充盛与濡养过度致肥胖。

(2)恣食肥甘厚味、膏粱滋腻之品，摄入过多精美之物，形体充养有余，蓄多而化为膏为脂。

(3)肥甘滋腻阻滞脾胃运化，水谷精微不化精血，反变痰浊膏脂，蓄多而致肥胖。

(4)青年少劳少动，形神松懈，嗜睡多坐，如"久卧伤气"，则气机不畅，血行迟缓，气虚则运化不健。"久坐伤肉"，则影响脾胃运化水谷功能，致中气不足，加之脾胃中气健运失职，则水谷精微运化失职，可致水湿浊脂不能运化，聚生痰湿浊脂成肥胖，正所谓"脾虚痰盛"、"肥人多痰"。肾阳虚则化气行水功能失职，不能温煦脾胃助其运化，也可聚痰生湿而肥胖；中老年后脏腑机能衰退，致使饮食五味不能化为精微，聚而成痰湿浊脂发为肥胖。

### 2. 治疗手法

(1)以腹部减肥手法为主：患者仰卧位，做点、按、揉期门、章门、京门、梁门（俗称开四门）、中脘、气海、关元等穴；顺、反时针方向按摩中脘穴、脐周各128次，从右下腹髂前用指尖围绕脐周向左下腹髂前做圆切法，切下呼气抬起吸气，逐渐向肚脐靠近，切10圈左右；反之，从左向右切；摩腹顺、反时针方向各50次；以掌心盖住肚脐，做蝶按法，即手掌着力从大鱼际肌→掌根→小鱼际肌→掌指关节的循环过程;捏拿腹部,用指腹从左腹捏拿到右腹,从右腹到左腹,往返捏拿,力量深透、均匀,以病人能忍受为度,时间3～5分钟;双手轻震颤腹部1～2分钟;用双手大鱼际肌从腹中线往两旁分推,从上腹到下腹,时间3～5分钟;从左肋部推挤至右下腹50次,从右肋部推挤至左下腹50次;从左腰腹部勾抹到右腰腹部,从右腰腹部勾抹到左腰腹部,各50次;摩腹顺、反时针方向各50次以善后。上述手法后可闻及"叽叽咕咕"的肠鸣音。

(2)四肢部减肥手法:患者仰卧位,把上下肢抬起由远端向近端搓摩,从肘(膝)→腋下(腹股沟),由内向外做推挤法或挤扼法、捏拿法,每法做20次;从膝外侧→大腿根部、大腿内侧→膝内侧做切掐法;从膝→大腿根部做推挤法、夹推法;侧卧位,从胯部→第12肋骨→腋下做虎口掌推挤法,15～20次;俯卧位,从腰→腋下→肩上做掌推挤法。30天为1个疗程。

【按语】 刘承卫对该病做点、按、揉期门、章门、京门、梁门(俗称开四门)、气海、中脘、关元等穴及四肢部减肥手法,有舒肝解郁导滞、健脾和胃、除湿化痰之效;按摩中脘穴、圆切法、脐周、摩腹顺及蝶按法等,加强了健脾益气、除湿化痰、行气导滞之功;捏拿、分推法、震颤腹部法、推挤法、勾抹腰腹法,有清利痰湿、祛浊脂、振奋脾肾阳气、通腑荡浊之功。通过上述手法使腹部和四肢皮下温度增高,增加胃肠蠕动功能,达到促进皮下脂肪分解利用之目的,且能促进淋巴液回流,排除淋巴管中的废物,能化瘀、消肿、刺激和改善血液循环回流;腹部捏拿法有破坏脂肪、分解脂肪之功能。

刘承卫强调在治疗过程中,患者头5天觉得非常饥饿,因此要注意节制饮食,不要暴饮暴食,以免影响疗效。该手法不仅能降体重,而且能降血脂,特别是降甘油三酯、胆固醇;腹部减肥手法也能治疗一些不明原因腹痛及前列腺肥大症、附件炎等。

# 胡幼平

## 单纯性肥胖　体针耳压结合

胡幼平医师（成都中医药大学针灸推拿学院，邮编：610075）以针刺配合耳穴治疗单纯性肥胖症，疗效满意。

**治疗方法：**(1)体针：主穴天枢、关元、水分、三阴交、阴陵泉、足三里。配穴：痰湿中阻加中脘、丰隆，胃肠湿热加曲池、内庭。

方法：上述诸穴随证选取，针用泻法，隔日 1 次，每次留针 30 分钟，10 次为 1 个疗程。

(2)耳穴：主穴脾、胃、神门、内分泌、皮质下、肾上腺。配穴：痰湿中阻加肺、三焦；胃肠湿热加膀胱、肾。

方法：用王不留行籽粘贴于 0.5 cm×0.5 cm 大小的胶布上，贴压于上述耳穴，贴紧后加压至有发热感，留置 3～5 日换药丸，两耳交替使用，10 次为 1 个疗程，并嘱患者餐前按压 1～3 次。

(3)耳穴加体针

方法：上述两种方法同时运用，体针隔日 1 次，耳穴 3～5 日换药丸。以体针 10 次为 1 个疗程。

**【典型病案】** 某女，65 岁，退休护士，1999 年 1 月 22 日就诊。主诉：体重持续增加 30 年。30 年来，体重持续增加，曾先后采用控制饮食、加大运动等方法减肥，但一旦停止，体重就反弹。查：身高 1.60m，体重 111.7 kg，BMI＝43.63，为Ⅲ度肥胖。胡幼平以耳穴加体针治疗，治疗 1 个疗程后，体重降至 94.9 kg，BMI＝37.07，为Ⅱ度肥胖。治疗 2 个疗程后，体重降至 90.2 kg，BMI＝35.23，为Ⅱ度肥胖。治疗 3 个疗程后，体重降至 88.6 kg，BMI＝34.06，为Ⅰ度肥胖，疗效评定为显效。随访 1 年，体重保持在 85～

88 kg,BMI 在 33.21～34.38(Ⅰ度肥胖)。

**【按语】** 胡幼平认为单纯性肥胖多因过食肥甘厚味,致使湿热蕴结,脾失健运,精微不布,气血壅塞,临床以清热除湿、健脾化痰为治疗原则。辨证以痰湿中阻和胃肠湿热两种证型为常见。体针取穴以阳明经穴为主,辅以太阴、任脉经穴;耳穴以脾、胃、内分泌、皮质下等为主穴,配以三焦、膀胱、肾等穴,以通调腑气、化痰除湿。胡幼平认为耳穴压丸对耳神经的机械刺激产生的神经冲动可通过迷走神经传至中枢神经系统,这种冲动可干扰来自胃肠的食欲信号,使患者的饥饿感下降、食欲减低、能量摄入减少。耳廓上存在着"特异的减食欲穴",这个穴位可使胰岛素的含量降到空腹时的水平,并提高胃泌素的分泌量。

体针治疗单纯性肥胖症的现代研究表明,它主要有 3 种疗效:

(1)调节脂代谢:研究表明单纯性肥胖症患者存在着脂代谢紊乱,甘油三酯、胆固醇异常升高,在针刺后则明显回降,与此同时,血中肾上腺、皮质醇、去甲肾上腺素含量升高,使体脂分解加强,消耗增加,出现减肥效应。

(2)调节糖代谢:针刺前患者的空腹血糖水平显著高于正常人,针刺后空腹血糖水平明显回降。

(3)调节自主神经功能:研究发现肥胖者的交感神经功能低下,副交感神经功能亢进,针刺治疗可以调整患者的自主神经功能,使体内与此功能有关的内分泌、代谢等功能得到纠正和改善,最终实现减肥目的。

---

### 消肿轻身粥一则

高良姜、香芹、粳米各适量。将香芹去根,择洗干净,切成碎末;将粳米淘洗干净,高良姜煮水去渣,共放入锅内,加水适量,用旺火烧开,再改用小火煮至半熟时,放入芹菜末,煮至粥熟后出锅即可。粥烂熟,菜清香,食之爽口开胃。可温中行气,平肝清热,消肿轻身。

# 汤国娟

## 肥胖用体针耳压相结合

汤国娟医师（浙江省杭州市萧山区第一人民医院，邮编：311200）以体针与耳穴相结合治疗单纯性肥胖症，疗效满意。

### 1. 病因病机

汤国娟认为肥胖症的病机主要是脾胃肾三脏功能失调，水湿运化失司，气机升降失常，水湿滞留体内，湿久聚而为痰浊、膏脂，致体重增加。而暴饮暴食，生活安逸，久坐久卧，缺乏劳作是肥胖症的主要原因。

### 2. 治疗方法

(1)体针

主穴：中脘、水分、气海、关元、天枢、水道、肩髃、曲池、滑肉门、外陵、足三里、髀关、丰隆。

配穴：实证（脾胃俱旺和胃肠实热型）加内庭、支沟、上巨虚、梁丘。虚证（脾胃俱虚和真元不足型）加肺俞、脾俞、胃俞、胰俞、三阴交、肾俞、阴陵泉、血海。

操作：根据补虚泻实原则取穴后，选取水道、天枢、足三里、中脘和关元穴配以电针，刺激量依据患者的体质，实证则强些，虚证弱些。虚实不显者以病人能耐受为度，留针半小时，疗程为每天针刺1次，10次为1个疗程。

(2)耳压

主穴：口、胃、缘中、饥点、内分泌。

配穴：神门、大肠、脾、肾、三焦。

操作：选取6～8个耳穴，用75%乙醇对一侧耳廓进行消毒后，将磁珠贴于所选的耳穴上，施以按压，并嘱其在饭前半小时及饥饿时自行按压。隔3天后，换另一侧耳廓,两耳交替使用。

### 3. 注意事项

治疗期间禁食高糖、高脂及油炸食物,少食米、面类主食,宜多食蔬菜、水产类和低糖的水果。

**【按语】** 肥胖症早在《内经》中就有记载,如《灵枢·卫气失常》云:"人有肥,有膏,有肉……皮满者肥……皮缓者膏。皮肉不相离者肉。"汤国娟治疗肥胖症根据中医学的"虚则补之,实则泻之"的原则,从调理脏腑功能着眼,取脾经、胃经、大肠经和任脉经为主,辨别虚实证而适当配穴,如实证出现便秘口干、消谷善饥者,加内庭、支沟、上巨虚,则能清阳明之火,通泄三焦燥结,抑制胃肠之亢奋。如虚证出现神疲懒言、嗜睡纳少、月经过少者,加背俞穴的肺俞、胃俞、脾俞、胰俞、肾俞,则能补益脏腑功能,振奋阳气,通调三焦气机,得化气助运之功。取三阴交、血海、阴陵泉则能起到健脾利湿、化痰泄浊、活血通经之效。采用耳压胃、口、饥点能有效阻断下丘脑的饥饿信息,从而减少摄入食物,耳穴肺能促使胃液素的分泌亢进;而适当地控制饮食能使胃的容积渐渐缩小,热量的摄入和消耗渐趋平衡,从而形成合理的饮食结构,有利于调整下丘脑的摄食中枢,最终达到较快的减肥效果。

汤国娟强调在针灸减肥过程中,观察到如果能坚持3~4个疗程针刺,停诊后反弹较少,且无任何不适,并且发现某些肥胖症患者原有月经不调、痛经、闭经、色素斑、乳腺增生症等病,经几个疗程的针刺减肥,这些病症也得以治愈或改善。

### 水果减肥的四个原则

1. 选择含糖较少的水果,如苹果、猕猴桃、柠檬、李子、柑橘等。
2. 最好餐前吃水果。即餐前20~40分钟吃一些水果或饮用1~2杯果汁。
3. 水果的食用量不要太多。
4. 两餐之间吃水果有利于减肥。

# 贾小格

## 贾氏辨治肥胖用推拿

肥胖主要与饮食、体质、劳逸情志等因素有关。中医认为肥胖多属本虚标实之证，标实以湿、水、热、痰、瘀为主，本虚则以脾肾虚弱、肝失疏泄为主。贾小格医师以推拿手法辨治肥胖症，疗效满意。

### 1. 辨证分型

(1)**胃热湿阻型**：形体肥胖，饮食肥甘，消食善饥，口臭口干，大便秘结，舌质红，苔黄腻，脉滑。多为中青年。

(2)**脾肾两虚型**：重度肥胖，腹型肥胖显著，肌肤松弛，腹部放松，虚浮肿胀，疲乏无力，少气懒言，头晕畏寒，腰膝冷痛，大便溏薄或五更泄泻，男性阳痿，舌质淡，苔薄白，脉沉细。

(3)**脾虚湿阻型**：形体肥胖，肢体困重，倦怠乏力，脘腹胀满，纳差食少，大便溏薄，舌质淡，苔薄腻，脉缓或濡细。

(4)**气滞血瘀型**：形体肥胖，腹部肥实，两肋胀满，胃脘痞满，烦躁易怒，口干舌燥，失眠多梦，头晕目眩，月经不调或闭经，舌质黯，有瘀斑，脉弦数。

### 2. 治疗方法

(1)**基础手法**：患者仰卧位，全身松弛，医者站其旁，在施术部位涂抹药物介质以增加手法疗效。用双手掌在腹部做按揉数次，然后在上腹、脐部、下腹部从左侧向右侧提捻、捏法，反复对脂肪较为集中的部位施术。再用双手掌和掌根顺时针从升结肠、横结肠、降结肠、乙状结肠部位，按揉4～5分钟，手法以泻法为主，兼施平补平泻法。用右拇指点按中脘穴、关元穴治疗脐下癥瘕。双拇指点按两侧天枢穴，应以左侧天枢为重点施治。

(2)辨证分型手法加减

胃热湿阻型:患者仰卧位,医者用双手掌重叠摩腹,点按中脘、中府、天枢穴各1分钟,按揉梁丘、足三里、支沟穴各1分钟。患者俯卧,医者用双拇指点按胃俞、脾俞、大肠俞各1分钟。

脾肾两虚型:患者仰卧位,医者用双手掌沿患者下肢内侧由下向上做按摩法3～5遍,点按太溪、照海穴各1分钟,三阴交、足三里各1分钟;气海、关元行摩擦法。患者俯卧,医者用双拇指点按脾俞、肾俞、三焦俞各1分钟。

脾虚湿阻型:患者仰卧位,医者用手掌沿患者下肢内侧脾经路线,做摩法3～5遍。用拇指点按太白、地机、三阴交、足三里穴各1分钟,双手重叠在患者腹部做摩法,顺时针方向,点天枢、气海;患者俯卧,医者用双拇指点按脾俞、三焦俞各1分钟。

气滞血瘀型:患者仰卧位,医者用双手掌分推两肋部,按揉期门、章门穴各1分钟,点按太冲、阳陵泉各1分钟;患者俯卧,医者用双手掌自上而下沿膀胱经路线推3～5遍,点按督俞、膈俞、气海俞、肝俞、脾俞、肺俞各1分钟。

【典型病案】 魏某,女,36岁,工人,初诊日期1997年4月8日。主诉:产后体重增长较快,体重80 kg,身高160 cm,腹围93 cm,伴消食善饥、口臭口干、大便秘结、舌质红、苔黄腻、脉滑。诊断为胃热湿阻型。用上述手法治疗30次,体重降至68 kg,腹围80 cm。1年后随访无复发。

【按语】 贾小格认为单纯性肥胖症的发病主要与饮食、体质、劳逸情志等因素有关。"肥人多痰而经阻,气不运也"。气的温煦、推动作用调节人体营养物质与水液的代谢。脾胃运化水谷和运化水湿的功能低下,引发肥胖。推拿减肥是根据中医学中的经络学说,它具有疏通经络、宣通气血、调整人体各个器官功能的作用。循脏腑经络的走向按摩,振奋十四经之气,打通全身经脉的作用,活血行气,化痰祛湿,调理五脏六腑。通过有关穴位的刺激和按摩,能调整神经内分泌的功能,促进脂肪代谢和分解。推拿还能促进血液循环,使皮肤的毛细血管扩张,增加局部的体温。多余的脂肪转化为热量而消耗掉,从而减少局部脂肪堆积,达到治疗目的。

# 谢远军

## 单纯性肥胖　谢氏推拿治疗

谢远军医师（浙江中医学院，邮编：310053）以推拿手法治疗单纯性肥胖症，疗效理想。

### 1. 辨证分型

(1)肝郁气滞型：肥胖，胸胁苦满，胃脘痞满，月经不调，闭经，失眠多梦，舌质黯红，舌苔白或薄腻，脉细弦。

(2)胃肠热结型：肥胖，消谷善饥，或见口臭，或牙龈红肿痛溃烂，大便秘结，小便短黄，舌红苔黄，脉滑数。

(3)寒湿困脾型：面浮身肿，脘腹痞闷，口腻纳呆，泛恶欲吐，口淡不渴，便溏，头身困重，小便短少，或妇女白带量多，舌体胖，苔白腻或白滑，脉缓弱或沉细。

(4)脾肾阳虚型：面浮身肿，以下肢为重，面色白，腰膝酸软，久泄或久痢不止，或五更泄泻，小便不利，舌质淡胖，舌苔白滑，脉沉迟无力。

(5)阴虚内热型：肥胖，头昏眼花，头胀头痛，腰膝酸软，五心烦热，舌质瘦红，舌苔薄黄，脉细数微弦。

### 2. 共同手法

(1)一指禅推法、肘推法、擦法等疏经活络，激发经气。

(2)直推法、捏法（分捏督脉与捏任脉）、旋推法、拿法等泻阴经，补阳经。

摩法、擦法、蝶转法、抖腹法等消脂、排脂。

### 3. 各型特异手法

(1)肝郁气滞型：按揉太冲、期门、太阳；擦胁肋。

（2）胃肠热结型：推下七节骨；振小腹；按揉三阴交、阴陵泉。

（3）寒湿困脾型：按揉三阴交、阴陵泉；捏脊；擦督脉；摩腹；指振中脘。

（4）脾肾阳虚型：擦肾俞、命门；拳击大椎；擦督脉（由下而上，单方向）；按揉百会。

（5）阴虚内热型：按揉太溪、三阴交、阴陵泉；捏脊。

**【按语】** 谢远军认为运用推拿治疗单纯性肥胖症必须在辨证论治的基础上以泻阴经、补阳经为总则。所谓泻阴经、补阳经即指以经络补泻理论的"顺经为补，逆经为泻"为依据，顺手足三阳经循行方向进行平推补法，逆手足三阴经方向进行平推泻法。

## 蹲出长寿与健康之八卦蹲

八卦和太极是有着紧密联系的两个概念。太极表示事物的原始状态，八卦则将事物演绎成千变万化。所谓"蹲式训练有八卦"，就包含着两层意思：一是指"八卦蹲"是由"太极蹲"演化而来；二是指"八卦蹲"的蹲式由"太极蹲"的双下肢并拢变化成双下肢分开，由原先的阴阳互抱状态，演变成阴阳初分。练习者做"八卦蹲"之前，起势时两脚分开的距离与自己的肩膀同宽，两脚平行，既不要脚尖向内呈"内八字"状，也不能脚尖向外展呈"外八字"状。在站定以后，大脑中要排除其他杂念，一心一意投入练习。双膝弯曲的程度应小于90°，达到"膝部深弯"的要求。臀部不做左右扭曲，达到"臀部稳"，而且距离地面不能超过一拳，即不超过10厘米。刚开始练习时，有些人可能做不到，不要紧，练习的次数多了，就会逐渐达到要求。

八卦蹲比太极蹲容易。任何锻炼项目都是由浅入深，先易后难，循序渐进的。开始练蹲的人如果因为自身体重超标，或者下肢肌力薄弱，难于达到太极蹲的要求，不妨先从八卦蹲练起。

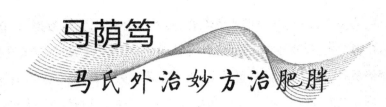

# 马荫笃

## 马氏外治妙方治肥胖

肥胖对身体健康十分有害，无论老人、妇女或儿童均可引起多种疾病，如高血压、心脏病、糖尿病、胆结石、内分泌紊乱、性功能障碍等。马荫笃医师以外治妙方治疗肥胖，疗效满意。

### 1. 小儿减肥方

(1)药物组成：小茴香、大黄各 150 g，厚朴花、代代花、枳壳、炒苍术各 30 g，樟脑 30 g(后入)。

(2)制法：先将前 6 味煎煮，提取物烘干研细成粉，再加入樟脑共研极细粉，装入薄布内，制成 6 cm×6 cm 的药芯，外用彩缎或丝绸做成肚兜。用时将药芯对准肚脐，贴紧勿使滑脱即可。

(3)方解：小儿肥胖以 6～12 岁为多，主要病因是过食油腻、不喜活动，以致脂肪积聚于体内，日久而逐渐发胖。马荫笃采用芳香化浊的厚朴花、代代花、小茴香醒脾祛湿，枳壳消积，苍术燥湿，大黄化积导滞、逐瘀破结，可使胃肠积滞排出体外。积滞除、胃火清则不暴食，此乃釜底抽薪之法。更有樟脑能兴奋中枢神经，加速胃肠蠕动，提高消化能力，并有镇痛、止痒、防腐、渗透之功能，可使诸药便于渗透肌肤，达到治疗效果。

### 2. 老年减肥方

(1)药物组成：淫羊藿 50 g，麻黄、磁石各 10 g(后入)，藿香叶、二丑各 30 g，肉桂、艾叶、硫黄各 15 g(后入)。

(2)制法：除磁石粉、硫黄外，将其余药煎煮提取、烘干研粉，再将磁石、硫黄加入研成极细粉，装入薄布内，制成 8 cm×8 cm 的药芯，外用彩色绸缎制成肚兜，紧贴肚脐处。

此药芯 15～30 日更换 1 次,3 个药芯为 1 个疗程,一般 1～3 个疗程可使体重降至正常。

(3)方解:马荫笃认为老年肥胖主病在肾,实属本虚标实之候,故采用"塞因塞用"的治法。方中淫羊藿、肉桂补肾壮阳,温中散寒;艾叶、藿香温中健脾,芳香化湿;麻黄、二丑可使湿滞从肌表外泄,兼可从里排出;更有硫黄补火助阳,磁石潜阳纳气,兼可助诸药渗透入内。全方合用有助阳祛滞、芳香化浊、固本消胖之功能,真妙方也。

### 3. 妇女减肥方

马荫笃认为妇女肥胖多因脾虚失运、过食肥甘,或六欲不解、七情不舒,或脾实胃热、喜逸恶劳,以致于脂肪淤积。以 3 种方法治疗该病。

(1)气滞血瘀型方

药物组成:当归 30 g,川芎 15 g,三棱、莪术、细辛各 10 g,丁香、乳香、没药各 5 g,冰片 3 g(后入)。

制法:除冰片外,先将上药共煎煮,提取物烘干研成细粉,再入冰片研极细粉,装入薄布内,制成 8 cm×8 cm 的药芯,外套彩色绸缎制成的肚兜,紧贴于肚脐外。每 15～20 天更换 1 次药芯,3～6 个药芯为 1 个疗程,一般 2～3 个疗程可使体重降至正常。

方解:马荫笃认为七情六欲往往造成气滞血瘀、内分泌紊乱而形成郁胀型肥胖症。《灵枢·本神》云:"忧愁者,气闭塞而不行。""气为血之帅",气滞则血瘀。故该方用当归、川芎养血活血;莪术、乳香行气消积而散结;三棱、没药活血而兼破瘀;细辛能疏散风寒、内化寒饮、上祛头风、下通肾气,可散结祛湿;丁香健脾理气、温肾助阳而消胀;更有冰片通诸窍、散郁火,兼有消炎祛肿、引诸药渗透之功能。

(2)脾虚痰湿(虚胖)型方

药物组成:佩兰 20 g,白芷、苍术各 15 g,独活、广木香各 10 g,花椒、艾叶各 5 g,桂枝 15 g。

制法:将上药共煎煮,提取物烘干研成极细粉,装入薄布内,制成 8 cm×8 cm 的药芯,外用彩色绸缎制成肚兜,紧贴肚脐处。每 15～20 天更换 1 次药芯,使用 3～6 个药芯为 1 个疗程,一般 1～3 个疗程可使体重恢复正常。

方解:马荫笃认为妇女脾虚、阳气不振则寒湿内生,《素问·天元正纪大论》云:"感于寒湿,则民病身重胻肿,胸胁满。"故虚胖多湿。方中佩兰、苍术、独活芳香化湿,又能消胀;白芷辛温气芳香而祛浊;广木香行气止痛,健胃导滞;桂枝、花椒、艾叶温中散寒,助阳通经。脾阳运湿自除,则肥胖自退矣。

(3)脾胃实热型方

药物组成:番泻叶、元明粉各 30 g,香橼、山楂、厚朴各 15 g,黄连、大黄各 10 g。

制法:以上诸药共煎煮,提取物烘干研为极细粉,加入适当渗透剂,制成 8 cm×8 cm大的药芯,装入彩色绸缎制成的肚兜内,紧贴于肚脐处。每 15～20 日更换一次药芯,每 1 个药芯为 1 个疗程,一般 2～3 个疗程,可使体重减为正常。

方解:马荫笃认为妇女过食油腻厚味,好逸恶劳,脾阳过亢,胃肠火盛,消谷善饥,脂肪日积月累而发胖。该方用番泻叶清热泻下,善治胃肠积火,脘腹胀满;元明粉泻热导滞,消积软坚;香橼、厚朴理气健脾,化湿导滞;黄连、大黄清热燥湿,破积祛滞,兼有逐瘀通经之功效。全方合用,能消胀导滞、泻火化瘀,郁胀得解则肥胖自消。

## 改变呼吸可减肥

腹部一松一紧,一起一伏,用下腹部吸进空气,又用下腹部呼出空气,您是不是总用这种方法呼吸? 答案一般都是肯定的。可是您的这种方法是错误的。因为,这不利于你的健康和美丽。

总是用腹部呼吸,腹部会更加突出,导致内脏下移,胸廓变形,骨盆变大,乳房下垂,胸部平坦,没有曲线,会形成溜肩,姿势也会变差。

塑造良好形体的呼吸方法是:身体站直,用鼻子吸气,腹部收紧,双肩向后扩,背挺直,胸廓上提,再用鼻子慢慢呼气。注意腹部要一直收紧,这就是胸腔呼吸法。刚开始可能有些难,但是它是一种使身材健美的呼吸方法。

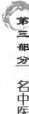

第三部分 名中医外治疗法消肥胖

# 杨 涛
## 穴位埋线为主治单纯性肥胖

肥胖症分为单纯性肥胖症和继发性肥胖症两类，前者不伴有明显神经或内分泌系统功能变化，临床上最为常见；后者常继发于神经、内分泌和代谢疾病，或与遗传、药物有关。杨涛医师（贵阳中医学院，邮编：550000）以穴位埋线疗法为主治疗单纯性肥胖症，疗效满意。

## 1. 治疗方法

（1）针具：采用医用 8 号注射不锈钢针头，用 28 号不锈钢毫针针芯，剪取针尖，长 2 cm，组成一套，打包常规消毒。用"00"号医用羊肠线剪成长 1 cm 的线段若干浸泡在 95％乙醇内，同时注入 8 号针头内。

（2）取穴：三焦俞（双）、脾俞（双）、胃俞（双）等。脾虚湿阻型加丰隆，胃热湿阻型（湿阻不化郁久化热）加内庭，肝郁气滞型加肝俞，脾肾两虚型（脾肾阳虚）加肾俞，阴虚内热型加太冲。

## 2. 操作方法

带无菌手套并常规消毒，以三焦俞、脾俞、胃俞为主穴，然后根据中医辨证分型取穴，其中脾俞、胃俞、肝俞斜向脊柱方向刺，深度 1.5～2.0 cm，三焦俞、肾俞直刺，深度 1.5～3 cm，得气后（酸沉，胀感）边推针芯边抽针头，然后将针头连同针芯拔出穴位，肠线线头不能留在皮肤外，于埋线处创可贴包扎处理。操作要求无菌、准确、迅速。15 天 1 次，2 次为 1 个疗程，连续治疗 3 个疗程。然后均采用耳穴埋王不留行籽，穴位取三焦、脾、胃、大肠等，每日按压 3 次，每次按压 5 分钟。

【典型病案】 患者，女，42 岁，职员。病史达 6 年，BMI 27。患者主要表现为肥胖，头胀眩晕，消谷善饥，肢重怠惰，口渴喜饮，脉滑小数，舌苔腻微黄，舌质红。体格检查未发现相关的阳性体征。诊断为单纯性肥胖症(胃热湿阻型),取穴三焦俞(双)、脾俞(双)、胃俞(双)、内庭(双);耳穴遵上述方案。患者经 3 个疗程治疗后,体重下降 12 kg,经 1 年追访未复发。

【按语】 杨涛认为穴位埋线为主减肥有见效快、痛苦小、疗效肯定持久、不易复发的特点。它是一种融多种疗法(针刺、放血、埋线)、多种效应(穴位封闭、刺血、机体组织损伤的后作用、留针、组织疗法等)于一体的复合性治疗方法。通过多系统、多层次、多环节调节免疫功能,故疗效满意。

## 如何做好健美胸腔呼吸操

只要记住要领,用胸腔呼吸是很简单的。但是,也会有无论如何练习都做不好的情况。是什么原因呢? 你检查一下自己,是不是有下面一些情况。

姿势不对。是不是有点驼背呢? 这样的姿势,不管怎样下腹都会吸入空气。呼吸时,请注意背部打直。

太过疲劳。过于疲劳,会使人无法保持正常的姿势。为了消除疲劳,请好好休息。

上半身和下半身比例失衡。骨盆变形严重的人,用胸腔呼吸会困难一些,平时多注意有意识地练习胸腔呼吸。不妨每天做做调整上、下半身比例的练习:

双脚平行,分开站立,与肩同宽。手心向上,放在头顶,交叉握住。用鼻子吸气,直到胸部完全扩张。充分吸气后,嘴微微张开,一瞬间将气全部呼出。同时,猛地向下摆动肘部,收紧胸侧。这时,面部朝前,双手握紧成拳,手腕朝前。连续做 5 次。争取一有机会就做此练习。

胸罩太紧。过紧的文胸会妨碍胸腔呼吸,使胸部无法挺起。而且,如果胸部裹得过紧,会导致下腹式呼吸,腹部就会突出。所以请选择合身的内衣。

# 罗小光

## 治疗肥胖 针刺敷脐
## 耳穴多法齐下

罗小光医师(贵阳医学院附院美容中心,邮编:550004)采用针刺、中药敷脐和耳穴刺激治疗单纯性肥胖症,疗效满意。

### 1. 诊断标准

罗小光参照 1987 年全国中西医结合肥胖研究学术会议确定的计算方法。成人标准体重(kg)=[身高(cm)-100]×0.9;实测体重超过标准体重 20%,脂肪百分率(F%)=(4.570/D-4.142)×100%。D(成人女)=1.088 97×0.001 33$x$。$x$=肩胛肌皮皱厚度+三角肌皮皱厚度。脂肪百分率(F%)超过 30%。

### 2. 治疗方法

(1)针刺:取穴中脘、天枢、水分、气海、腹结、大横、髀关、梁丘、足三里、上巨虚。

操作:局部皮肤消毒,右手持针,针尖抵触穴位。压切结合刺入表皮,进针深度适宜,用提插泻法。得气后,主穴接 G6805 Ⅱ型电针机治疗仪,采用连续波,频率 80~120 次/分,电流强度以肌肉抽动,病人感到舒适为感。留针 30 分钟。前 3~5 天,每日 1 次,以后每隔 1~2 天针刺 1 次,共计 30 天为 1 个疗程。

(2)中药敷脐:中药配方 白术 15 g,干姜 10 g,附子 10 g,草蔻仁 10 g,山楂 15 g,大黄 15 g,泽泻 15 g,厚朴 15 g,甘草 6 g。上药晒干研为细末,过 100 目筛,用蜂蜜制成团状,放置脐中,用胶布固定。每 3~4 天换 1 次。

(3)耳穴穴位刺激:耳穴 胃、大肠、口、食管、神门、饥点、腹。

操作:用 75%乙醇常规消毒耳廓,将王不留行籽置于 0.5 cm ×0.5 cm 胶布上,贴于上述穴位。每次全部穴位均贴。左右耳隔3～4天替换，嘱患者于饭前30分钟按压诸穴3～5分钟，以耳穴处发热为度。

**【按语】**《素问·奇病论》云："此肥美之所发也，此人必数食其美而多肥也。"罗小光认为肥胖症的直接原因是过食肥甘、醇酒厚味，而致湿热渐积，脾失健运，精微不布，脂膏内淤。可见脾胃功能失调是肥胖的病理基础。罗小光采用足阳明胃经、足太阴脾经上的穴位，以清胃热、节食欲、健脾运、祛痰湿、疏通脾胃经气、调整脾胃功能为目的。再加之以健脾理湿、和胃运脾的中药敷脐和耳针调整内分泌和自主神经，抑制亢进的胃肠功能，促进代谢物质的排泄，从而达到强身减肥的目的。

罗小光认为针灸对糖、脂代谢有调整的作用，因此针灸对肥胖引起的高血压、高脂血症、糖尿病有预防和治疗作用。采用针刺、中药敷贴、耳穴配方治疗具有综合、全面、持久的作用。它通过穴位疏通经络、穴位的透皮吸收和耳穴的刺激，对人体自主神经、内分泌物质代谢、消化功能进行多方面的调整作用，降低脂肪蓄积，使代谢达到新的平衡。罗小光强调深刺经脉穴位，能达到"气至病所"，治疗的前3～5天持续治疗是取得疗效的前提。

**美容纤腰操一**

(1)仰卧，弓腿，膝盖朝向天花板，两脚平放地上，两手手指交叉，抱住头后。坐起时呼气，将头垂入两膝之间。躺下，恢复预备姿势时吸气。将两脚伸在沉重的家具如五屉柜或沙发椅下面，有助于使两脚位置不变。

(2)站立，两脚分开，略宽于两肩，两臂向两侧平伸，和地面平行，肘挺直而两脚不动，慢慢扭转上身，尽量右拧。接着做伸展动作将右臂转向右后，左臂由左旋转至右，让身体弹回至开始时姿势，同时两手叉腰。重复同一动作，但拧腰向左。

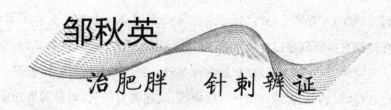

# 邹秋英

## 治肥胖 针刺辨证

邹秋英医师应用针刺辨证治疗肥胖症,疗效满意。

### 1. 诊断标准

成人标准体重=[(身高-100)×0.9]kg,儿童标准体重=(年龄×2+8) kg。轻度肥胖:超过标准体重5%～10%;中度肥胖:超过标准体重10%～20%;重度肥胖:超过标准体重20%以上。

### 2. 辨证分型

(1)胃肠腑热型

主症:形体肥胖,食欲旺盛,消谷善饥,渴喜冷饮,大便干燥,小便短赤,舌红苔黄,脉数或滑。

(2)脾胃气虚型

主症:形体肥胖,神疲倦怠,四肢困乏,嗜睡,二便可,舌淡胖边有齿痕,脉滑。

(3)肾阳不足型

主症:形体肥胖,形寒肢冷,动则气短,腰酸背痛,饮食尚可,舌淡,脉细弱。

### 3. 治疗方法

(1)体针疗法

辨证取穴:主穴 脐周8穴[膏肓俞(双)、水分、阴交、天枢(双)、大横(双)],关元,气海,中脘,丰隆,阴陵泉。配穴 胃肠腑热型取曲池、上巨虚、足三里、内庭等;脾胃气虚型取足三里、三阴交、丰隆等;肾阳不足型取太溪、照海等。

操作手法:患者取仰卧位,穴位行常规消毒,四肢一般用直径0.25 mm、长40～

50 mm毫针,腹部用直径 0.3 mm、长 50～60 mm 毫针。四肢一般行针有酸麻胀感即可;腹部要求缓慢进针,避开肠胃及腹部脏器即可。每次留针 20 分钟,隔日 1 次,10 次为 1 个疗程。

(2)耳针疗法

王不留行贴压法。取穴:饥点、内分泌、脾、胃,便秘加大肠,月经不调加肾区、三焦。饥点有抑制食欲作用;内分泌可治疗绝经后内分泌紊乱;肾区、大肠、三焦利水道、促排泄;脾、胃可健脾补气、消脂。

## 4. 作用机制

(1)通调肠胃腑热。肠胃腑热者易消谷善饥,正如《灵枢·经脉》所说:"气盛则身以前皆热,其有余于胃,则消谷善饥,溺色黄。"热盛伤津则大便秘结,运化失职,故胀满,脾为湿困则肢体沉重,故取手足阳明经穴可通调腑气和促进水液代谢。《素问·咳论》曰"治府者治其合",曲池、上巨虚、足三里皆为合穴,可通调脏腑,消滞化积;中脘为募穴、八会穴,可理中焦、行气血、化湿滞,内庭为胃经荥穴,可清泄胃经实热。

(2)通解卫气滞结。认为卫气是由脾胃吸收水谷精微化生的一种刚悍之气,"循皮肤之中,分肉之间,熏于肓膜,散于胸腹"。如果脾胃功能失常,使卫气运行阻滞,可为痰湿过盛、脂肪堆积的原因之一。丰隆为足阳明经之络穴,联络表里两经,佐以阴陵泉可健脾利湿、化痰消脂,三阴交为足三阴经交会穴,有益肝肾、健脾胃、调冲任作用。

(3)调理气血阴阳平衡。邹秋英认为阴阳是在对立制约和消长中所取得的动态平衡,血海有余,气血俱旺,或血实气虚致肥者,应"损其有余,补其不足"。太溪为输穴、原穴,照海为八脉交会穴,关元为募穴,3 穴合用,滋阴益肾、调理冲任、益血生津;气海益气活血、培补下元;针刺脐周 8 穴可调理气血、健脾胃、补肾元,并可增强肠蠕动而促进排泄,从而达到减肥效果。

【按语】 邹秋英认为针刺减肥的效果关键是辨证取穴,通过调节气血,使紊乱的物质、水、盐、能量的代谢,重新恢复平衡,从而维持人体正常的生理功能。强调针刺减肥疗效是显著的,如患者能自觉控制饮食,特别是脂肪和碳水化合物类的摄入量,参加一定量的体能锻炼,则收效更为理想。

# 赵银龙

## 辨治肥胖用针刺

赵银龙医师（福建省厦门市第一医院，邮编：361003）以针灸辨治肥胖症，疗效满意。

## 1. 辨证取穴

肝郁气滞：体穴　太冲、肝俞、曲池、上巨虚；耳穴　肝、脾。

胃中蕴热：体穴　曲池、内庭、上巨虚；耳穴　饥点、肺。

肠燥便结：体穴　曲池、天枢、支沟；耳穴　大肠、肺、三焦。

湿困脾胃：体穴　水道、中脘、脾俞；耳穴　脾、三焦。

脾虚湿阻：体穴　太白、三阴交、阴陵泉、脾俞；耳穴　脾、三焦。

心肺气虚：体穴　太渊、神门、肺俞；耳穴　心、肺。

脾肾气虚：体穴　肾俞、脾俞、太白；耳穴　肾、脾。

## 2. 临证加减

食欲亢进体穴加内庭，耳穴加饥点；易饥饿加足三里（重泻）；嗜睡体穴加脾俞、血海（均用梅花针叩刺）；下肢水肿体穴加水分，耳穴加三焦；自幼肥胖体穴加肾俞、三阴交，耳穴加肾；产后肥胖体穴加曲泉、石门，耳穴加屏间；月经不调体穴加地机、血海，耳穴加屏间。

## 3. 针刺方法

体针在得气后实证用提插捻转泻法，虚证行提插捻转补法，虚寒证针后加灸。由于肥胖患者皮脂较厚，某些穴位需用 3 寸以上毫针。实证患者刺激量宜大，手法较重。每次留针 30 分钟，隔日 1 次，15 次为 1 个疗程。耳穴贴压磁珠，嘱患者于进餐前 30 分钟自行按压 5 分钟,酸痛为度,5 日更换 1 次,两耳交替进行。

【按语】 《素问·奇病论》云:"此肥美之所发也,此人必数食甘美而多肥也,肥者令人内热,甘者令人中满……"《脾胃论》曰:"脾胃俱旺,则能食而肥。脾胃俱虚,则不能食而瘦,或少食而肥,虽肥而四肢不举。"《傅青主女科》言:"妇人有身体肥胖……乃脾土之内病也。"张景岳说:"肥人多有气虚之证。"朱丹溪说:"肥白人多湿。"赵银龙认为肥胖症多属本虚标实证,肥胖早期以实证为主,后期以虚证为主。本虚以气虚居多,也可兼有阳虚或阴虚。标实以实热、痰浊、水湿为主,亦可兼有气滞、血瘀。病位多在中焦脾胃,其次为肝、肺、肾。赵银龙采用辨证取穴、临证加减、灵活应用的方法治疗单纯性肥胖症,疗效满意。

### 美容纤腰操二

(1)两脚岔分站立,但要以舒适为准。两手臂上举,保持手肘勿弯曲,双手距离与肩同宽,迅速弯腰向前向下,同时双膝弯曲,双手由两腿间通过向后伸,尽量能触及身后远处的地面。而后抬起上身,恢复预备姿势。

(2)站立,双脚分开与肩同宽,双手叉腰。抬左手过头触及右耳。再向右弯腰,右手贴着右腿侧尽量下伸,尽量使左侧伸展。不可前俯或后仰以求右手能更向下移。恢复预备姿势,再向左弯腰,做同样动作。

(3)站立,双脚分开与肩同宽,双臂下垂,臂肘挺直,推右髋向外并向上。右脚离地,右腿不可侧移,也不可故意抬起右脚,只是顺其自然。右髋高抬,尝试用右髋骨触及右肋骨。恢复预备姿势,向右再做一次,然后,向左做同一动作。

(4)仰卧,并脚,脚背下压,将手臂过头直伸贴地,双臂与肩同宽,双肘不要弯曲。抬起双腿,伸直,抬时保持腿脚挺直,然后慢慢放下双腿,恢复起始动作。

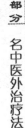

# 赵 辉
## 赵氏针刺结合耳穴治肥胖

赵辉医师以针刺与耳穴相结合治疗单纯性肥胖症,疗效满意。

## 治疗方法

体针:取梁丘、公孙穴,梁丘穴直刺1~1.5寸,公孙穴斜刺3~5 cm,治疗时每次取1穴,两穴交替使用。通电20分钟,10次为1个疗程,疗程间歇3天。

耳穴:取体针治疗的同时,配合耳穴三焦、脾、肺、内分泌,以王不留行籽固定于胶布上,耳穴常规消毒后,将王不留行籽准确地按压于穴位上,每次取2穴,5天交替一次,10天为1个疗程,并嘱患者于每顿饭前自行按压穴位5分钟,按压时以局部有痛感为佳。

【典型病案】 王某,女性,28 岁。为单纯性肥胖,曾口服减肥药无效,故欲求中医针刺疗法。体重87 kg,身高163 cm。采用上述针法治疗,3个疗程后体重降至65 kg。

【按语】 赵辉认为脾为后天之本,主运化、化五谷、生营血,取公孙、梁丘穴,能抑制人体脾胃功能,产生相对的特异性,它对人体胖瘦、食欲的增减、消化吸收功能的强弱,有双向调节作用。取耳穴脾、三焦、肺、内分泌,具有调节吸收排泄、促进代谢和利水等功能。此外适当活动,合理饮食,也是增强疗效和保持治疗效果的重要环节。

# 沈 洁

## 治肥胖　针刺华佗夹脊

沈洁医师（天津中医学院第一附属医院针灸部，邮编：300193）采用针刺华佗夹脊治疗单纯性肥胖患者，疗效满意。

### 1. 病因病机

沈洁认为肥胖多因脏腑功能失调，无力运化而使水谷精微聚而成痰、浊、脂。而生活安逸，进食过多，少动多静亦是诱发的主要因素。肥胖与遗传、饮食及精神因素有关，患者交感神经功能低下，迷走神经功能亢进，且内分泌失调，多数患者物质代谢异常。研究报道针刺华佗夹脊穴可兴奋交感神经，抑制迷走神经亢进状态，增强肥胖患者下丘脑-垂体-甲状腺系统的功能，促进新陈代谢。

### 2. 针刺方法

取华佗夹脊穴（第3胸椎至第5腰椎）。穴位常规消毒，用0.25 mm×50 mm毫针向正中斜刺或成45°角，进针深度1～1.5寸。施捻转泻法，以患者有酸胀感为度，留针30分钟，每日1次，15天为1个疗程。

【典型病案】　患者，女，35岁。形体肥胖5年余。患者5年前生产后补养失宜，形体日渐肥胖，体重最高达80 kg。疲惫乏力，肢体困重，腹胀，便溏，小便频，夜寐欠安。检查见身高1.63m，体重78 kg，舌淡胖，苔白腻，脉沉滑。诊断为肥胖（脾虚湿阻）。采用针刺华佗夹脊疗法1个疗程后，体重减轻6 kg，2个疗程后体重减轻11.5 kg，3个疗程后体重减轻16.5 kg，疗效满意，停止治疗。随访6个月，体重未反弹。

【按语】　沈洁认为华佗夹脊穴分布于督脉两侧，督脉为诸阳之会，主一身之阳气。针刺华佗夹脊穴（第3胸椎至第5腰椎）并向督脉斜刺，可调节各脏腑功能，振奋阳气，调畅气机，通调上、中、下三焦。使阳气旺盛，气机通畅，三焦气化功能协调平衡，则可使水液代谢正常,水谷得以化为精微,维持人体正常生理功能,病理性的痰、浊、水饮得以消除而不能滞留成为膏脂。实验表明,针灸对患者体内的调整作用是通过多种活性物质、多种代谢途径的综合作用,致使神经、内分泌和物质代谢趋于正常,从而达到减肥效果,使病态机体得到改善。

## 局部减肥按摩法

(1)面颈部按摩以揉、提、分、拍手法为主。按摩由轻到重,额部、面颊、鼻部、颌部、耳部、颈部、头顶部按顺序按摩,每次5~10分钟。

(2)四肢按摩主要以推拿、揿等手法。上肢多用拿、搓、拍、点等手法,下肢多用推、揿、拍、搓等手法,脂肪丰满处可适当施用重手法,采取自上而下、向前向后推拿,以便使肌肉的毛细血管扩张,增加血流量,改善肌肉代谢,增加对脂肪的消耗,达到减肥的效果。

(3)背腰部按摩主要以推、按、拿手法为主。一般按摩10分钟左右,后背部、后腰部、臀部按摩主要以按、揉、点为主,手法宜重。

(4)胸腹部按摩主要以摩揿、按、提拿、揉、合、分、轻拍、刺等手法。每次10分钟为宜,促进心肺功能增强,促进肠的蠕动、腹肌的收缩,使脂肪转化为热量而得到消耗,从而减少胸部和腹部脂肪的堆积。

在应用按摩手法时,操作者和被按摩者呼吸动作应适当配合。操作方法:施术者将拇指、掌根或用手掌按压在患者的某个部位或者穴位上,然后让患者做腹式呼吸。当呼气时,施术者也随着呼气;当吸气时,手法可轻些。如此反复进行操作,直至病人施术部位有发热感或者感到舒服为止。

# 刘 鸿

## 治疗肥胖针刺结合耳穴贴压

刘鸿医师（浙江省丽水市中医院，邮编：323000）以针刺配合耳穴贴压治疗单纯性肥胖症，疗效满意。

### 1. 辨证分型取穴

(1)脾虚湿阻型：症见形体肥胖，纳少泛呕，头重如裹，舌淡苔腻，脉濡或滑。

取穴：丰隆、脾俞、足三里、阴陵泉、三阴交、水分、中脘、足临泣、胃俞。

(2)胃肠实热型：症见形体肥胖，食欲旺盛或消谷善饥，喜冷饮，口臭，大便秘结，舌红苔黄，脉数弦滑。

取穴：胃俞、曲池、中脘、足三里、内庭、上巨虚、下巨虚、大肠俞、小肠俞、关元。

(3)肝气郁结型：症见形体肥胖，胸脘胀闷，时而作痛，烦躁易怒，妇女乳房作胀，月经不调，舌苔薄白，脉弦。

取穴：期门、太冲、公孙、行间、膻中、支沟、三阴交、血海、肝俞。

(4)气血亏虚型：症见形体肥胖，头晕目眩，面色苍白，唇甲不华，纳少腹胀，乏力，舌淡苔白，脉细或弱。

取穴：脾俞、气海、心俞、阴陵泉、足三里、丰隆。

(5)脾肾阳虚型：症见形体肥胖，形寒肢冷，面白无华，少腹腰膝冷痛，尿少肢肿，妇女经量少，甚或闭经，舌质淡胖，脉沉迟。

取穴：肾俞、脾俞、气海、关元、太溪、命门、阴陵泉、足三里。

### 2. 操作方法

均使用 1.5 寸不锈钢毫针，常规消毒后进针。对脾虚湿阻型患者运用平补平泻法；胃肠实热型及肝气郁结型用轻插重提之泻法；气血亏虚型、脾肾阳虚型用重插轻提之补法。得气后均留针 30 分钟,隔日治疗 1 次,30 日为 1 个疗程。耳穴取胃、肺、三焦、内分泌、皮质下,以 5 mm×5 mm 小方块胶布上置决明子 1 粒,贴于所选穴位,嘱患者于进食前 15 分钟进行按揉。每次贴一侧耳廓,5 日后换另一侧,6 次为 1 个疗程。

【按语】 刘鸿认为肥胖多由脾胃虚损、运化失职引起水谷肥甘之物无以化生气血精微,转变为痰浊积聚体内而见体态肥胖,故《丹溪心法》中指出"肥人多湿痰"。取穴以脾、胃经穴为主。另外根据辨证分型,加心、肝、肾经穴,以化痰祛湿,佐以清热、理气、健中、温阳,从而达到减肥健身的目的。

## 降脂减肥药膳两则

(1)炒芹菜:芹菜 500 g。酱油 15 g,盐 2.5 g,食油 15 g,花椒、葱花各少许。将芹菜切去根须,摘掉菜叶,仅取菜梗,不撕去梗上精筋,冲洗干净,沥干后切成 3 cm 的长段。在锅内放入食油,待食油烧热后放入花椒,炸至九成熟,将花椒取出不用。将葱花放入锅内稍炸,随即放入芹菜,翻炒均匀后加入酱油、盐,再炒拌均匀,略煮出锅。

功效:祛脂降压,利水清热。

可辅治肥胖症,高血压、高血脂。头晕目眩,失眠头痛等。

(2)菠菜麻油拌芹菜:菠菜 250 g,嫩芹菜 250 g。麻油、味精、精盐、食醋各少许。将芹菜去根、叶洗净切段,入沸水中焯 3 分钟,捞出。菠菜洗净切几刀,入沸水中焯一下,捞出。共入瓷盆中,加入调料拌匀即成。

功效:平肝降压,润肠通便。

可辅治肥胖症,高血压。头晕头痛,面赤便秘,心烦易怒。

# 黄伟贞

## 肥胖并高脂血症
## 针刺配合耳穴贴压

黄伟贞医师（广西医科大学第一附属医院中医科，邮编：530021）应用针刺配合耳穴贴压法治疗单纯性肥胖症并发高脂血症，疗效满意。

### 1. 病因病机

黄伟贞认为肥胖症是由于过食肥厚甘腻，少劳、久卧、久坐和先天禀赋等因素导致脾虚痰浊偏盛为主的一类病症。研究表明，脾与人体多种受体、酶的关系密切，而某些受体、酶的缺陷正是导致高脂血症的因素，故高脂血症源于脾虚。从中医五脏的功能来看，脾主运化水谷精微和运化水湿，所以人体水谷精微的运输及代谢靠脾来完成，其中自然也包括了现代医学所言的脂质代谢。由此可见肥胖症和高脂血症的共同病因病机就是脾虚痰浊偏盛。

### 2. 诊断标准

肥胖症及高脂血症的诊断标准均采用卫生部(1995)颁发的《中药新药临床研究指导原则》的诊断标准。

(1)肥胖症的诊断

体重超过标准体重的20％并有脂肪百分率超过30％，即为肥胖症。标准体重(kg)＝［身高(cm)－100］×0.9；脂肪百分率(F％)＝(4.750/D－4.142)×100％；$D$ 成年男(身体密度)＝1.091 3－0.001 16$x$；$D$ 成年女＝1.089 7－0.001 33$x$；$x$＝肩胛肌皮褶厚度(mm)＋三角肌皮褶厚度(mm)，取右侧。

(2)高脂血症的诊断标准

在正常饮食情况下,2周内如2次测血清总胆固醇(TC)均≥6.0 mmol/L,或甘油三酯(TG)≥1.54 mmol/L,或高密度脂蛋白(HDL-C)男性≤1.04 mmol/L、女性≤1.17 mmol/L者,即可确认。

### 3. 治疗方法

(1)耳穴埋针或压籽

在一侧耳廓上取耳穴神门、内分泌、饥点、口、食管、肺、胃、三焦、大肠,每次选用3～5个穴。常规消毒耳廓后,左手固定耳廓,绷紧皮肤,右手用血管钳或镊子夹住皮肤针的针柄,轻快刺入所选耳穴皮内,再用胶布固定;或在所选耳穴皮内压入王不留行籽,再用胶布固定,然后嘱患者每天按压所选耳穴3～5次,每次3～5分钟;隔天再在另一侧耳廓上进行以上操作。

(2)通过中医辨证,选用体针

选取内关、丰隆、关元、足三里、天枢、梁丘、公孙、曲池、三阴交、内庭、太溪、太冲中的4～6个穴位。在所选穴位上,常规消毒后,用常用毫针进行针刺,得气后用电针治疗仪加电(使用连续波),每次20分钟,交替使用,10次为1个疗程。

【按语】 黄伟贞选择足阳明胃经及足太阴脾经的足三里、内庭等穴位既可健脾胃、促运化,又能祛痰除湿,从而消除停聚在体内的痰浊及脂膏。研究表明,针刺足三里和内庭穴有抗胆碱作用,可通过兴奋β受体达到抑制食欲而减肥的目的。刺激耳穴可使耳神经产生冲动,通过迷走神经至中枢神经系统,这样的冲动可干扰来自胃肠道的食欲信号,从而使食欲降低,体重下降。黄伟贞采用耳针、体针结合加强了健脾胃、祛痰浊之功,使气血运行通畅,在取得理想的减肥效果的同时,又调整了异常的脂质代谢,使肥胖症患者减少体态臃肿,方便生活与工作,对于延缓高脂血症所致的动脉粥样硬化的进程,降低心脑血管疾病的发病率有重要意义。

# 巴经辉

## 治疗单纯性肥胖　针刺配合耳针埋留

巴经辉医师以针刺配合耳针埋留治疗单纯性肥胖症，疗效满意。

### 1. 诊断标准

巴经辉采用首届全国中西医结合肥胖病研究学术交流会制定的单纯性肥胖病的诊断标准:标准体质量(kg)＝[身高(cm)－100]×0.9;脂肪百分率(F)＝(4.750/D－4.142)×100%;D(身体密度,成人男)＝1.0913－0.00116x;D(身体密度,成人女)＝1.0897－0.00133x;x＝(肩胛肌皮褶厚度＋三角肌皮褶厚度)mm;身体质量超过标准质量的20%,F超过30%者为肥胖。

### 2. 针刺治疗

主穴取天枢、支沟、丰隆、三阴交,均取双侧。痰湿壅盛型配中脘、脾俞、足三里;脾胃湿热型配内庭、上巨虚、曲池、脾俞;气虚血瘀型配膈俞、气海、足三里、血海;肝阳上亢型配肝俞、侠溪、行间。实证以泻法为主,虚证以补法为主,每日1次。治疗时针刺手法得气后与G-6805型针灸治疗仪连接,通电20分钟后再行手法1次,留针10分钟。30天为1个疗程,共治疗6个疗程。期间不采用任何药物治疗。

### 3. 耳针埋留治疗

取穴有脾、胃、内分泌、肝、饥点、三焦、皮质下、大肠、神门。体针治疗后,每次选4～5穴耳针埋留,两耳交替,并嘱患者按压耳穴2次/天,每次每穴1分钟。每2天更换1次(也可以王不留行籽替代)。

【按语】 巴经辉治疗肥胖以健脾化湿、清热益气为治则,以太阴、阳明两经为主,达到气血畅行、消除痰浊、清解胃热、化瘀益气之功。减肥的原则是增加消耗,增加排泻,调整内分泌,减少饮食。现代针刺机理研究表明,针刺能够增强交感神经功能,抑制亢进的副交感神经功能,从而抑制患者过亢的食欲、亢进的胃肠消化机能,减少能量摄入,并可调节能量代谢,增加能量消耗,增强水盐代谢,从而促进体脂的动员和分解,促进排泄,最终实现减肥目的。

## 七日饮食排毒方案

第1～2天

(1)起床:一杯温开水、白开水加蜂蜜或热柠檬汁;

(2)早餐:1个水果;

(3)上午:少量干果;

(4)午餐:1碗糙米饭＋2份蔬菜;

(5)下午:自制果汁(将1公斤苹果、梨、葡萄、芒果或草莓等水果榨汁后加等量的水,果汁加水饮用有助于清洗消化道);

(6)晚餐:1份蔬菜;

(7)睡前:补充维生素。

第3～7天

(1)起床:一杯温开水、白开水加蜂蜜或热柠檬汁;

(2)早餐:麦片粥＋1份蔬菜或1个水果;

(3)上午:1个水果＋少量干果;

(4)午餐:1碗糙米饭或1碗糙米粥＋2份蔬菜＋1份鱼＋1份豆类;

(5)下午:1个水果;

(6)晚餐:1份蔬菜＋1份鱼＋1份豆类;

(7)晚上:1个水果;

(8)睡前:补充维生素。

此法一般每3个月做一次即可,年老、多病,体弱者及儿童不宜用7日饮食排毒方案。

# 王茉蕾
## 治肥胖　针刺配合推拿

王茉蕾医师（黑龙江中医药大学，邮编：150040）采用针刺、推脂按摩及穴位点按手法相结合治疗单纯性肥胖症，疗效满意。

## 1. 诊断标准

王茉蕾按世界卫生组织肥胖症统一标准，体重超过标准体重20%［标准体重（kg）＝（身高－100）×0.9］；体重百分率男性超过20%，女性超过30%，诊断为单纯性肥胖。

## 2. 治疗方法

取穴：足三里（泻法）、丰隆、天枢、中脘、关元、三阴交、水道，均平补平泻。睡眠欠佳加百会、头维，便秘加支沟，心悸加内关、神门。

操作方法：王茉蕾使用华佗牌30号1.5寸不锈钢毫针，患者取仰卧位，常规消毒后快速进针，得气后适当捻转，留针同时令患者双手节律性拍打侧腹，120次/分，留针30分钟。起针后用拿、摩等手法按摩腹部、腿部（局部肥胖），以皮肤表面微红、发热为度，并点按梁丘、公孙等穴，用力中等，酸胀为度。每月治疗1次，10次为1个疗程。

穴解：足三里具有健脾益胃、培补元气的作用，研究表明针刺该穴对胃液分泌及胃蠕动有双向良性调整作用，对幽门括约肌舒缩运动有明显的调整作用，还能促进相对静息状态下小肠的运动；天枢为大肠募穴，可改善肠系膜微循环的物质交换功能；中脘配关元为局部取穴，使基础胃活动水平降低及餐后胃排空延迟；丰隆具调理脾胃、促水谷精微运化之功，刺之可对偏离正常范围的胃电振幅有调整作用；关元穴可加速机体代谢产物的排泄，以保持体液的酸碱平衡，三阴交可使肾脏泌尿量显著增多，此效应可维持2小时以上，水道通便消胀。上穴相配，补虚泻实，相得益彰。

【按语】 "胃乃仓禀之官,脾为后天之本",《脾胃论》曰:"脾胃俱旺,则能食而肥。"王莱蕾认为饮食不节是肥胖形成的重要原因,肥胖者存在着某种程度的胃肠功能亢进或紊乱,且多有喜甜食和零食的习惯。因此,祛湿利痰,健脾和胃,调整胃肠功能亢进成为治疗该病的主要原则。针灸一方面抑制肥胖患者亢进的食欲,同时也抑制了亢进的胃肠消化和吸收功能,从而减少能量的摄入。另一方面可促进能量代谢,增加能量的消耗,促进体脂的动员及分解,最终实现减肥效应。其机理则是通过多系统、多功能的综合协调作用实现的。实践证明,针刺配合推拿减肥通过调整内在机能,具有见效快、疗效稳定、无副作用的特点,结合科学饮食,效果更佳。

### 经络穴位减肥按摩法

(1)关元穴、气海穴、天枢穴、中脘穴,指按、点揉、轻推每穴 1～5 分钟,以透热为度。

(2)双手沿大椎穴、肩井穴从肩部至腰部由上而下,用力推擦 3～10 分钟,以透热为度。

(3)沿腰提背脊 3～5 分钟,以不痛为佳。

(4)用手掌沿大腿至小腿处做推摩 3～5 分钟。

(5)沿胸部做上下按摩 3～5 分钟。

(6)掌摩腹部或手指击腹 1～3 分钟,以温热为度。

(7)腰部点、按、揉 2～5 分钟,有规律地在命门穴处按压 2～5 分钟。

(8)以掌部擦摩腰部肾俞、三焦俞穴各 1 分钟,肘压环跳穴、承缺穴 3～5 分钟。

# 张 路

## 治肥胖 针刺脾胃经
## 任脉经穴

张路医师（首都医科大学中医药学院）针刺脾胃经和任脉经穴治疗胃肠实热型单纯性肥胖症，疗效满意。

### 1. 诊断标准

张路参考中华人民共和国卫生部出版的《中药新药治疗肥胖病的临床研究指导原则》中列出的肥胖病诊断标准。具体为：实测体重超过标准体重20％以上，并有脂肪百分率（F％）＞30％者，诊断为肥胖病。实测体重超过标准体重但＜20％者，为超重。脂肪百分率（F％）＝（4.750/D－4.142）×100％，其中 D（体密度）值测算：男性，D＝1.0913－0.00116$x$，女性，D＝1.0879－0.00133$x$。$x$＝肩胛角下皮褶厚度（mm）＋上臂肱三头肌皮褶厚度（mm），取右侧。

### 2. 临床表现

胃肠实热证主要症状为：形体肥胖，脂肪分布均匀，多食易饥，口渴喜饮，大便秘结、小便短赤，舌红苔黄、脉弦数滑等。

### 3. 取穴

张路临证治疗以任脉和脾胃经经穴为主穴，根据其脂肪堆积部位的不同，随证进行取穴。

主穴：足阳明胃经 天枢、内庭、丰隆、足三里、上巨虚；足太阴脾经 三阴交、阴陵泉、大横；任脉 上脘、中脘、下脘。

随证取穴：以小腹部肥胖为主者加双侧腹结，以大腿内侧肥胖为主者加双侧箕门。

### 4. 治疗方法

令患者仰卧,局部皮肤常规消毒,用 1.5～3 寸不锈钢毫针刺入体穴,每日行针 1 次,10 天为 1 个疗程。针用泻法,针刺得气后反复轻插重提,大幅度、快频率捻转,使患者产生强烈针感,在脂肪堆积较多处用电针持续刺激,留针 30 分钟。

该治疗方法 10 天为 1 个疗程,一般以 6 个疗程为一治疗阶段。

**【典型病案】** 潘某,女,28 岁,2001 年 12 月 15 日初诊。患者诉平时多食含淀粉较多的面食及肉类食物,且餐后 2～3 小时又出现饥饿感,故餐后爱吃零食,若一餐中多吃蔬菜、少食肉食则饭后饥饿感出现更早。大便数日一行,小便黄,口中苦。检查:身高 160 cm,体重 74 kg,大腿及小腹部脂肪堆积最多。腹围 86 cm,髌上 15 cm 处腿围 52 cm,超过理想体重 45％,F％＝34。舌脉:舌红苔黄腻,脉滑数。诊断:单纯性肥胖症。辨证为胃肠实热。治则:清胃泻热,通腑降脂。处方:体穴 足三里(双)、天枢(双)、丰隆(双)、上脘、中脘、三阴交(双)、箕门(双)、腹结(双)。疗效:第 1 疗程后餐后吃零食习惯基本纠正,且吃零食前无明显饥饿感,体重下降 2 kg。但吃饭时仍食量较大,口中苦,大便不畅。第 2 疗程后吃零食习惯完全戒掉,两餐间无饥饿感,用餐时食量减少。体重较治疗前下降 6 kg。6 个疗程后,体重下降至 60.5 kg。患者餐前饥饿感明显下降,食量减至治疗前一半,大便每日一行,小便次数增多,口中感觉良好。检查:腹围 79 cm,髌上 15 cm 处腿围 48.5 cm,体重 60.5 kg。F％＝27,超过理想体重 18.6％,肥胖症临床控制。

**【按语】** 张路认为单纯性肥胖患者以胃肠实热证为多,病因在于实热积滞肠道而化热生燥,治疗应以调理脾胃为主,患者素体阳盛,消化吸收功能过于强盛乃关键所在。通过调理脾胃,达到清热降浊、通腑化脂的作用。张路运用针刺对脾胃功能亢进进行调节。现代针灸学研究发现,中医针刺具有良性双向性的特点,针刺可使低下的功能兴奋,使过于亢进的功能抑制。张路根据"合治内府"的论说取胃肠合穴(足三里为胃之合穴,上巨虚为大肠经合穴)相辅;同时针对胃肠实热,取相应穴位泻热,《难经·六十八难》曰"荥主身热",取胃经的荥穴"内庭"泻热;"肥人多痰湿",脾经取阴陵泉祛湿,三阴交调节三阴,为整体调整之用。另外,张路对特别肥胖处取阿是穴进行电针连续刺激,加速局部血循环,提高神经兴奋性,以加强局部代谢。在针刺手法上,本着"实者泻之"之训,采用重手法给予强烈刺激。正如《灵枢·顺逆肥瘦》中所云:"年质壮大,血气充盛,肤革坚固,因加以邪,刺此者,深而留之,此肥人也。"强调在治疗的同时，还应注意嘱患者少食高热量、高脂肪的食物，尽量进食绿色蔬菜、水果、低脂、低盐食品，并适当进行一些体育活动。

## 古老香料助你减肥美颜

(1)姜黄：咖喱饭中常用，有燃脂、消炎的功效。是印度的一种常用香料，由郁金香的根干燥磨粉而成。加入咖喱和辣泡菜中，可以增加香味，也可以用于着色，我们看到那些颜色漂亮的咖喱饭就是因为加入了姜黄。姜黄具有降低肝毒、抑制凝血的作用，它可以促进脂肪代谢，所以也用于减肥。郁金香的根部提炼出精油用于香水，可以防治炎热地带的皮肤病。

(2)柠檬香茅：柠檬香茅精油可令人立刻恢复活力，在情绪低落时泡一个柠檬香茅澡，会让人感觉好起来。作为按摩精油，它可以收缩毛孔，令皮肤紧致。柠檬香茅面膜，具有清除粉刺和平衡油性肤质的功效。柠檬香茅面膜建议在晚上使用，早上起来把面膜清洗干净，因为柠檬中含有感光因子，被太阳晒到之后会产生光敏感，变成黑斑美人。

(3)番红花：被称为"厨房的瑰宝"，是全球最贵的香草，原因是整株番红花，可用的部分只是它的三根雌蕊，大概200朵花只产出1克重的雌蕊。著名的西班牙海鲜饭、马赛鱼汤都是加番红花的经典菜。番红花除了独特的香气，又有金黄的光泽，有调节内分泌、祛斑的作用，还能退烧、安神、去瘀，西班牙人常用它酿制利口酒。

(4)杜松子：杜松子酒能够清除体内毒素、排毒瘦脸，香港人把它音译成金酒。杜松子酒可以当开胃酒，也可以当餐后酒来帮助消化。在流感多发季节，可以把杜松子精油喷洒在空气中来抗感染。加入有杜松子的食物可以利尿和清除毒素，用在护肤品方面，尤其适合油性肌肤和混合性皮肤，治疗青春痘、湿疹，可收敛油性的毛孔，精油有排毒瘦面功效。

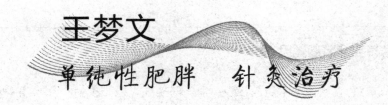

# 王梦文
## 单纯性肥胖　针灸治疗

王梦文医师（长春中医特色医院，邮编：130041）采用针灸治疗单纯性肥胖，疗效满意。

## 1. 治疗方法

主穴：中脘、大巨、天枢、滑肉门、瘦穴（脐与髂前上棘连线中点）、足三里、三阴交、髀关、肺俞、心俞、脾俞、胃俞等。

配穴：湿盛取丰隆；肝阳上亢取太冲；脾虚取阴陵泉；月经病取地机、血海；失眠取百会、四神聪、安眠穴；便秘取上巨虚、下巨虚，交替取穴。

## 2. 操作方法

针刺多以深刺为主，运用捻转、提插、间歇运针等手法，使患者产生和维持最佳得气状态。每次留针 30 分钟，隔日 1 次，30 天为 1 个疗程。

【按语】 王梦文认为肥胖病主要是因为脾胃脏腑功能失司，运化失调，水谷精微不得输布，脂浊痰湿内聚所致。故治以健脾化痰、消脂降浊。取穴天枢能疏调肠腑、理气通便；足三里以抑制食欲，配合三阴交以健脾胃、助运化、除湿邪；取胃之募穴中脘，以健运中州、调理气机、升清降浊；大巨、髀关、滑肉门 3 穴合用，共奏理气活血降脂之功；取穴肺俞、心俞、脾俞、胃俞疏利脏腑气机，使脂消浊降，实现减肥。现代医学研究证实，针灸减肥一方面能抑制患者亢进的食欲，同时也能抑制亢进的胃肠消化功能，从而减少能量的摄入；另一方面针灸可以促进能量代谢，增加能量的消耗，促进体脂的动员及分解，最终实现减肥效应。针灸减肥的作用是通过对机体自主神经、内分泌、物质代谢、活性物质消化功能的调整来实现的。

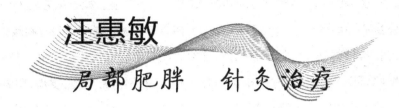

# 汪惠敏
## 局部肥胖　针灸治疗

汪惠敏医师（浙江中医学院，邮编：310008）以针刺治疗局部肥胖，疗效满意。

## 1. 诊断标准

(1)标准体重法：成人标准体重(kg)＝[身高(cm)－100]×0.9。实测体重超过标准20％以上者为肥胖；超过标准30％～50％者为中度肥胖；超过标准50％以上者为重度肥胖。

(2)胸腰指数法：用皮尺量胸腰(乳头上2 cm圆周)、腰围(肚脐圆周)，然后计算胸腰指数[胸围(cm)－腰围(cm)]。胸腰指数在5 cm以内为重度肥胖；10 cm以内为中度肥胖；15 cm以内为轻度肥胖。

## 2. 治疗方法

(1)体针

局部选穴：腰腹部肥胖取腹部八针：天枢(双侧)、水分、阴交、滑肉门(双侧)、外陵(双侧)。上臂粗取臂臑、消泺。小腿粗取委中、承山。大腿粗取足阳明胃经排刺，或刺阴市、梁丘、伏兔。胃部凸出取中脘、梁门。下腹部凸出取关元、中极、水道、归来。选同侧2～3对穴位，用电针，断续波，留针30分钟。

全身选穴：支沟、曲池、三阴交、阴陵泉、丰隆、内庭。均用泻法，留针30分钟。

(2)耳针

主穴：肺、胃、饥点、内分泌。

方法：每次选用一侧耳穴，用磁珠贴压，并于餐前或饥饿时在穴位上按压，以加强针感，减少或推迟进食。2～3天后换另一侧耳穴。

**【典型病案】**

某女,37岁,肥胖6年,曾试过药物减肥,但效果不明显。检查患者腹部膨隆,身高160 cm,体重71 kg,胸围99 cm,腰围90 cm,体重超过标准体重30％,胸腰指数为9。患者月经量少,胃纳好,舌质淡,苔白腻,脉滑。汪惠敏诊断为中度肥胖。针刺用腹部八针:天枢(双侧)、阴交、水分、滑肉门(双侧)、外陵(双侧),配曲池、支沟、阴陵泉、三阴交、丰隆、内庭,并加用耳穴(肺、胃、饥点、内分泌),磁珠贴压,2～3天换另一侧耳穴。以上治疗隔日1次,经过10次治疗,患者体重减至63 kg,腰围84 cm。继续治疗20次,体重减为56 kg,腰围79 cm,患者对治疗效果非常满意。

**【按语】**

汪惠敏认为肥胖是由于肺、脾、肾三脏功能失调,水液代谢失常,痰湿内阻,日久痰、瘀、脂阻塞经络而形成肥胖。针灸治疗肥胖以祛湿化痰、通经活络为原则,如天枢、支沟、曲池能通腑导滞;丰隆能祛湿化痰,且能降血脂;水道、水分能利水化湿;血海能活血化瘀。现代医学证明针灸治疗能通过刺激神经系统,使内分泌、代谢功能得到调整,进而产生减肥效果。针灸可提高交感神经功能,抑制亢进的副交感神经功能。针刺耳穴肺点可通过迷走神经抑制食欲、增强人体代谢,从而达到减肥效果;针刺耳穴胃点可阻断下丘脑信息,抑制饥饿感,减少食物摄入量。汪惠敏指出,针灸能降低胰岛素水平,提高胃泌素分泌量,进而产生减肥效应;针灸还能通过增加垂体激素、甲状腺素等的合成,促进新陈代谢及激活脂肪酶,从而促进脂肪分解。总之,针灸通过调整多种器官、组织和物质、多种代谢途径的综合性作用,促进神经、内分泌和物质代谢的正常,从而产生减肥效应。

## 青青荷叶茶让您恢复苗条身材

将干荷叶10 g或鲜荷叶20 g放在茶壶或大茶杯里,倒入开水闷五六分钟就可以饮用了。只喝第一泡茶汤,而且最好在饭前空腹饮用,也可以放入3 g陈皮,有理气化痰之功。

# 邹 军
## 辨治肥胖病 针药结合分型

邹军医师（广州中医药大学针灸推拿学院，邮编：510405）以针药结合分型辨治肥胖病，疗效满意。

### 1. 诊断标准

邹军参照单纯性肥胖病的中西医结合诊断标准：实测体重超过标准体重 20％ 以上，并且脂肪百分率（F％）超过 30％，体重指数超过 24 者。

### 2. 辨治取穴

（1）脾肾两虚型：症见肥胖，疲乏无力，腰酸腿软，阳痿，阴冷，舌淡红、苔白，脉沉细无力。治以温肾健脾，药用附子、肉桂、杜仲、白术、茯苓、荷叶、绞股蓝等；针灸取穴脾俞、肾俞、三阴交。

（2）肝郁气滞型：症见肥胖，胸胁苦满，胃脘痞满，面部瘀斑，失眠，多梦，女子月经不调、闭经，舌黯红、苔白或薄腻，脉细弦。治以理气活血，药用柴胡、香附、白术、红花、桃仁、山楂、草决明等；针灸取穴太冲、三阴交、合谷。

（3）胃热湿阻型：症见肥胖，头胀，眩晕，消谷善饥，肢重，困楚怠惰，口渴喜饮，便秘，舌质红、苔腻微黄，脉滑小数。治以清热除湿，药用丹参、泽泻、茯苓、白茅根、大黄、山楂等；针灸取穴天枢、上巨虚、公孙。

（4）阴虚内热型：症见肥胖，头昏眼花，头胀头痛，腰痛酸软，五心烦热，低热，舌尖红、苔薄，脉细数微弦。治以滋阴清热，药用昆布、海藻、绞股蓝、生地黄、女贞子、旱莲草等；针灸取穴中脘、足三里、太溪。

【按语】 肥胖主要与饮食、体质、劳逸、情志等因素有关。邹军认为肥胖是本虚标实之证，本虚是脾失运化，肾失温煦滋润；标实为痰湿内阻，气机阻滞。据此分胃热湿阻、脾肾两虚、肝郁气滞、阴虚内热型。对胃热湿阻型,以泽泻、茯苓、白茅根、大黄、山楂健脾清热化湿,丹参活血降脂;脾肾两虚型,以附子、肉桂、杜仲、白术、茯苓温肾健脾,荷叶、绞股蓝降脂减肥;肝郁气滞型,以柴胡、香附、白术、山楂、草决明疏肝理脾,红花、桃仁活血化瘀;阴虚内热型,以生地黄、女贞子、旱莲草滋阴清热,昆布、海藻、绞股蓝降脂减肥。针灸取穴着重选脾胃肝肾经之穴,对症选穴,与中药共奏减肥降脂之效。

**健康快乐操一**

预备式:仰卧,两手自然置身体两侧。

第一节　伸展运动

(1)脊柱伸展,屈腿抬臀,下颌用劲内勾,拉动脊柱。一勾一松为一次,反复32～36次。放松时不必还原。

(2)两臂伸展,十指交叉向外翻掌,向下(足的方向)用劲做伸缩运动,反复32～36次。

(3)双腿伸展,两足并拢,用劲勾足,用力蹬出,一蹬一松,反复32～36次。

第二节　关节松动

(1)两臂弯曲,用力耸动双肩,32～36次。

(2)两臂弯曲,用内劲使肘部做一松一紧的抖动,32～36次。

(3)逐步弯曲手,边数数边用劲,32～36次。

(4)用劲将双拳握紧放松,32～36次。

(5)用劲耸动胯关节,32～36次。

(6)用内劲使膝盖上下滑动,32～36次。

(7)弯曲踝关节,随数数渐弯渐紧,32～36次。

(8)用劲勾紧十趾,随数数渐勾渐紧,32～36次。开始忌用猛力,防止抽筋。

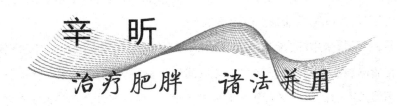

辛　昕

治疗肥胖　诸法并用

辛昕医师（广州中医药大学第一附属医院，邮编：510405）以电针、TPD照射、耳压、拔罐、刮痧综合治疗肥胖症，疗效满意。

## 1. 病因病机

辛昕认为肥人多痰，而痰湿的形成多与脾、胃、肺、肾等脏腑功能紊乱有关。患者平素多嗜好膏粱厚味，日久蕴积肠胃，化为膏脂。此外，亦有先天肾气虚弱，卫气不充，皮肤纵缓，肌肉松弛而脂肥。

## 2. 诊断标准

肥胖症诊断根据 1987 年全国中西医结合治疗肥胖症学术研讨会拟订的诊断标准，采用以下公式计算标准体重：标准体重(kg)＝[身高(cm)－100]×0.9。超过标准体重 20%～30% 为轻度肥胖，超过标准体重 31%～50% 为中度肥胖，超过标准体重 50% 为重度肥胖。

## 3. 治疗方法

(1)电针：取穴天枢、关元、中脘、带脉、支沟、丰隆、内庭、阴陵泉、三阴交、足三里。针刺得气后加电，采用密波，留针 40～60 分钟。

(2)TPD照射：在针刺的同时，用 TPD 照射腹部，照射时间 40～60 分钟。

(3)拔罐：在中脘、天枢、关元、带脉、丰隆等部位分别拔火罐，留罐时间为 6～10 分钟。

(4)耳压：取肾、肝、神门、胃、饥点、缘中、腹、三焦、十二指肠、内分泌、口等。

(5)刮痧：在患者腹部搽上万花油，用水牛角刮痧板刮脐部旁开 2 寸、4 寸的腹部以及两侧的侧腹部、丰隆穴。要求刮至潮红，不要损伤皮肤及肌肉。

操作方法:一般1周内针刺、照射、拔罐3~4次,连续治疗2个月以上。

注意事项:女性月经期停止针刺。另外,不要求患者禁食,嘱适量饮食,每日正常三餐,不吃零食,夜晚睡觉前半小时内不饮水。

**【按语】** 辛昕采用综合疗法治疗肥胖症,疗效满意。其中电针治疗起到调整脾胃肠功能、化脂降浊的作用;TPD和拔火罐可局部活血行气,驱除湿邪;刮痧是中医传统疗法,采用强烈有力的手法进行较短时间的刮摩,产生节律性刺激,使邪气驱除;另外,局部刮摩用力可深达皮肤以下,起到运动燃烧脂肪的作用;耳压可抑制食欲,从而起到治疗作用。辛昕要求患者适量饮食而不禁食,其目的是为了锻炼、培养患者正常饮食的习惯,在停止治疗后可继续维持原状,通过自身调节达到维持减肥效果的目的。夜晚睡觉前半小时禁止饮水是考虑到夜晚代谢缓慢,易引起水分在体内停聚。在整个治疗过程中嘱患者少吃高脂肪、甜食、油炸食品,多进行体育锻炼如快步走、游泳等,都是很好的方式,既能使心情保持舒畅,又可增强自我调节的能力。辛昕强调该法还对痛经、月经量少、经前后腰痛、面部色斑、子宫肌瘤等病症有较好的疗效。

**健康快乐操二**

预备式:仰卧,两手自然置身体两侧。

第一节 脊柱揉搓

(1)脊椎揉搓:头前勾,绷直颈椎,做向左向右的上下拉动,32~36次。

(2)颈椎揉搓:两臂伸直,置于身体两侧,握拳,左右向下(足的方向)用劲做冲拳动作,32~36次。

(3)腰椎揉搓:两腿伸直,勾足,两腿反复做蹬紧、放松动作,32~36次。

第二节 胸腹蠕动

(1)提升小腹:两腿平伸微开,用内劲将小腹的下部提升至脐部(感觉),32~36次。

(2)下腹蠕动:用内劲抖动下腹部,32~36次。

(3)上腹蠕动:两腿微曲,用内劲抖动上腹部及胸部,32~36次。

注意事项:①每一动作前吸气;②初做此操动作不宜过量,以免拉伤;③凡未说明变换形体的,均为预备式;④有些动作,如无能力做可以省略。

# 王晓燕

## 治肥胖　综合疗法

王晓燕医师（吉林大学第二医院针灸科，邮编：130041）采用综合疗法治疗单纯性肥胖症，疗效满意。

### 1. 诊断标准

参照 1987 年全国中西医结合治疗肥胖症学术会议制定的计算方法。标准体重计算公式：男性标准体重（kg）=［身高（cm）－100］×0.9；女性标准体重（kg）=［身高（cm）－100］×0.85。体重指数计算公式：体重指数=体重（kg）/［身高（m）］$^2$。肥胖度计算公式：肥胖度=（实际体重－标准体重）/标准体重×100%。皮脂测定公式：皮脂（%）=495/y－450；男：$y=1.1536-0.060x$，女：$y=1.1532-0.0720x$；$x$=右肱三头肌＋右肩胛下角处 > 右脐旁 5 cm 处皮褶厚度（cm）的对数。

### 2. 治疗方法

（1）针刺疗法

取穴：天枢、丰隆、足三里、梁丘、血海、水分、阴交、大巨、阴陵泉等穴，以足阳明、手阳明、足太阴经穴为主。

操作方法：选用 30 号 3 寸毫针，采用平补平泻手法，根据肥胖的不同程度及部位进行选穴施针，每天 1 次，每次留针 60 分钟，每隔 20 分钟捻转一次，30 天为 1 个疗程。

（2）饮食疗法：首先计算出患者在治疗时所需的热量进行科学饮食，减肥成功后根据不同的劳动强度所需热量指导日常饮食量。静止代谢率（大卡）=［10×体重（kg）＋6.25×身高（cm）－5×年龄 －161］×4.2。不同体力活动所需热量（大卡）：轻体力劳动=静止代谢率×1.4；中体力劳动=静止代谢率×1.6；重体力劳动=静止代谢率×1.9。单纯性肥胖者治疗过程中所需热量（大卡）=不同体力活动所需热量－2.09。根

第三部分　名中医外治疗法消肥胖

据计算得出所需热量,按 55％碳水化合物(包括水果、蔬菜、粗糙谷类)、15％～20％蛋白质(包括鱼、蛋奶、豆类)、25％～30％脂肪(不饱和脂肪酸),做到定时定量,在体重恢复正常后养成良好的饮食习惯。

(3)心理康复疗法:王晓燕认为要让患者了解肥胖的发病原因及有关影响因素,取得对肥胖症的正确认识,消除可能存在的病理心理状态,建立起康复的自信心。通过心理转化的方式,使肥胖患者消除不良情绪,建立良好的心境,采用强力减肥行为的方式,对不认真执行减肥方案者给予批评教育,消除过分依赖思想。

【按语】 王晓燕认为单纯性肥胖症的直接原因为饮食不节,导致脂肪在体内堆积,其内在因素多为脏腑功能失调。《丹溪心法》指出:"肥人多痰湿。"故治疗以调理脾胃、升清降浊为大法,取足阳明之天枢、足三里等引胃经之气上达于脾,行枢纽之升降作用;配丰隆使热者清之,湿者利之,滞者通之;阴陵泉、血海健脾利湿;配任脉之阴交、水分以分清泌浊、温运水湿。诸穴合用,共奏健脾利湿、化痰和中、升清降浊之功。通过针刺的良性双向性调节作用,可以使基础胃活动水平降低,进餐后胃排空时间延长,能够抑制患者过亢的食欲,抑制亢进的消化吸收机能,从而减少能量的摄入。

王晓燕认为肥胖患者的 5-SH 水平高于正常人,从而导致消化、吸收、呼吸、心血管和内分泌机能的异常。综合治疗能降低其外周 5-SH 的水平,使生理功能恢复正常,同时还可以增强患者的下丘脑-垂体-肾上腺皮质和交感-肾上腺髓质两个系统的功能,即通过神经、内分泌功能的调整,促进能量代谢,增加能量消耗,促进脂肪的动员与分解,最终实现减肥效应。在实现其减肥效应的同时,患者的高脂血症、高血压、冠心病、高血糖、代谢性水肿等合并症也得到了不同程度的改善。因此,综合治疗也为肥胖症患者合并症的治疗开辟了新的治疗途径。

# 张秋岳

## 针治肥胖 从健脾祛湿法

肥胖病为现代社会的常见病和多发病。 张秋岳医师运用针灸减肥治疗该病,效果满意。

## 治疗方法

体针:取穴为丰隆、梁丘、阳陵泉,每日选一侧,两侧交替。进针得气后用大幅度、重提插之泻法,使患者产生强烈针感。然后针柄接 G 6805 型电针仪,用连续波刺激,电流量以患者能耐受为度,20 分钟后起针。每日 1 次。

耳穴贴压:取穴为神门、胃、内分泌、皮质下、食管;若高血压者加降压沟,嗜睡者去神门。亦为每日取一侧,两侧交替。贴压前先用针柄在各耳穴四周按压,寻找痛、麻、胀敏感点,然后将王不留行籽置于穴上,用纸胶布贴压,嘱患者每日在餐前和睡觉前后按压 5 次以上,每次按压使有酸胀感为度。体针和耳穴贴压均以 10 日为 1 个疗程,间歇一星期后再行第二疗程。

【典型病案】 辛巴,男,35 岁,印度人,1998 年 7 月 11 日初诊。身高 175 cm,体重 125 kg,平素多食易饥,喜食甜味,婚后 3 年体重增加了 30 kg。为了减肥,虽平日外出步行,参加游泳并每晨练太极拳,但减肥效果不明显。予以针灸减肥,经用上法治疗 3 个疗程,体重下降 8 kg。

【按语】 张秋岳认为肥胖症大都由脾气虚、痰湿聚、瘀脂凝所致,故取穴多以健脾胃、化痰浊为主。梁丘穴为足阳明胃经的郄穴,是胃经气血汇聚之处;研究表明针刺后对胃蠕动起抑制作用,还能抑制胃酸分泌。张秋岳认为丰隆为足阳明胃经的络穴,是助脾运化痰湿的要穴;阳陵泉为足少阳胆经之合穴,为清利肝胆湿浊要穴。张秋岳对耳穴的选择亦是以调理脾胃功能、调节内分泌机能和全身体液代谢为主。两法结合,达到了运脾化湿、消肥轻身的目的。

# 刁爱云

## 耳穴贴压治肥胖

刁爱云医师(山东中医药大学附属医院,邮编:250011)采用耳穴贴压法治疗单纯性肥胖,效果满意。

### 1. 病因病机

(1)饮食因素:过食,使摄取的热量超过消耗量,是单纯性肥胖发生的重要原因。另外,高糖和高脂肪类食物也会引起肥胖,加之活动量过小,体内积累过多体脂,是发生肥胖的基础。

(2)代谢因素:肥胖者和正常人摄取同样食物,肥胖者合成代谢较正常人亢进,而在休息和活动时动用的能量比正常人要少。

(3)遗传因素:60%～80%的肥胖者有家族史,另外,肥胖病患者血液中的 $K^+$-$Na^+$-ATP 酶活性降低,细胞产热量减少,使食物的热量被储存起来,而不是被消耗,从而更加大了脂肪含量,使体重增加。

### 2. 治疗方法

(1)常用穴位:口(外耳道口后上方 1/3)、胃(耳轮脚消失处)、脾(耳甲腔外上方)、三焦(外耳道孔后下方与对耳屏内侧下 1/2 连线中点)、耳中(耳轮脚中点的下缘处,也称支点、零点)、肺(心区的上下方)、大肠(耳轮脚上方内 1/3 处)、内分泌(耳甲腔底部屏间切迹内 0.5 cm 处)、饥点(外鼻与肾上腺连线中点)、皮质下(在对耳屏内侧面前下方)。相应部位取穴,如腹、臀、便秘点等。

(2)操作方法:穴位局部常规消毒,王不留行籽置于 0.5 cm×0.5 cm 胶布上,固定于耳穴。以有胀感和轻度压痛为度,按压至酸、麻、胀、痛为得气,嘱患者每日饭前 30 分钟按压每穴 50～60 次,每日 4～5 次。每穴留置 3 天,两耳交替进行。更换 10 次为 1 个疗程。

# 齐惠涛

## 耳穴压豆治肥胖

齐惠涛医师(济南市中心医院，邮编：250013)采用耳穴压豆疗法治疗单纯性肥胖症，效果满意。

### 诊断标准

齐惠涛采用世界公认的肥胖症评定法——体质指数(BMI)。具体算法是：BMI＝体重(kg)/[身高(m)]$^2$。

0级(正常)：BMI20.0～24.9；

Ⅰ级(Ⅰ度肥胖)：BMI 25.0～29.9；

Ⅱ级(Ⅱ度肥胖)：BMI 30.0～40.0；

Ⅲ级(Ⅲ度肥胖)：BMI ＞40.0。

【典型病案】 患者，女，18岁。身高1.58m，体重84 kg，BMI＝33.7。诊断为单纯性肥胖症(Ⅱ度)。治疗方法：取穴内分泌、脾、胃、口、直肠、神门、皮质下。将胶布剪成0.8 cm×0.8 cm，将王不留行籽放入胶布中央，贴在耳廓的相应穴位上进行按压，至有痛感和热感，刺激强度视患者耐受程度而定。每周2次，两耳交替按压，30天为1个疗程。治疗期间，嘱患者每日三餐前饮一杯水或饮料，饭前、饭后分别按压耳穴3分钟。如不觉饥饿时就尽量少吃，但不必刻意禁食。给予耳压疗法，1个疗程后体重为78.5 kg，连续3个疗程后体重为61.4 kg，BMI＝24.7，为正常体重。

【按语】 齐惠涛认为，耳为宗脉之所聚，刺激耳部穴位可以通过经络传导感应，调整虚实，使人体各部分的功能活动得到调整，以保持相对平衡，从而达到治疗疾病的目的。单纯性肥胖症是由于内分泌失调、遗传、摄食量增加等因素引起的，因此选神门、内分泌、皮质下等穴以调整神经系统及内分泌功能；用口、脾、胃、直肠等穴

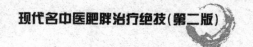

以降低摄食量,增强胃肠功能,促进排便。诸穴配用,可达治疗单纯性肥胖症的目的。

### 蹲出长寿与健康之太极蹲

肥胖和早衰、高血压、高血脂等现代文明病,在很大程度上就是我们抛弃了"蹲"这个体态的恶果。为什么如此断言呢？你不妨试试——"蹲"不下来了。这就是早衰的征象。与此相反,能蹲下去,蹲得深,蹲得时间长,就说明你肌肉、骨骼以及内脏系统年轻、健康。现教您一种真正意义上的蹲——太极蹲。

训练要领:蹲式练习者首先立正站稳,体会双脚底均匀受力。然后脚尖、脚跟靠在一起,紧紧相贴,双踝关节内侧贴靠在一起,双脚掌、脚跟着地,使身体的重量均匀平分到两只脚底,并使每一只脚的脚掌和脚跟平均受力,而每只脚的足弓呈空虚状,十个脚趾呈轻微扒地样用力。双目平视但视而不见,调匀呼吸,心无杂念,双膝弯曲,徐徐下蹲,从定意到蹲稳可用 2～3 秒钟时间,不可急促也不必过于缓慢。蹲下后体会一下自己的体重是否平均分配到两只脚上,是否平衡舒适。一切妥当后再将臀部尽量下坠,如果实在坠不下,离地面较高的话,也不必着急,应循序渐进,不可贪一日之功。躯干可向前倾,也可略后仰,可自行调节,以舒适为度。但必须注意,在完成蹲式后,躯干在地平面的投影必须保持直线。

# 杜秀花

## 耳穴治验单纯性肥胖

耳穴诊疗法在我国已有悠久历史,它不仅可以用于治疗多种疾病,而且可以防病健身。耳与五脏六腑的关系十分密切,是体表与内脏联系的重要部位,当脏腑发生病理变化时,常反映到耳部的穴位点,故通过刺激耳穴可以调节脏腑阴阳气血的变化。杜秀花医师采用耳穴贴压疗法治疗单纯性肥胖症,疗效满意。

### 治疗方法

(1)耳部取穴肺、大肠、肝、胃、口、饥点、内分泌、三焦。

(2)操作方法:将医用胶布剪成 6 mm×6 mm 大小的方块,中央放一粒饱满的王不留行籽,将酒精棉球常规消毒耳部,再用干棉球擦干,用耳穴探测仪在上述耳穴区测出敏感点,然后将贴有王不留行籽的胶布贴在敏感点上,用手按压 5 秒钟左右。每次取穴 4～6 个,双耳交替贴压,每日自行按压 4～5 次,饥饿或进食前按压,每次按压约 1～2 分钟,3～4 天换一次,10 次为 1 个疗程。

**【典型病案】**

**例1** 朱某,男,58 岁。身高 1.67 m,体重 85 kg,平素食量大,睡眠好,有高血压病史。

耳部取穴:肝、饥点、肺、大肠、内分泌。按上述方法贴压 1 次后,便自觉胃部饱胀感,食欲明显下降,食量减少。继续贴压 1 个疗程后,体重降至 79 kg,腰围明显缩小,血压亦一直保持在正常范围。

**例2** 杨某,男,28 岁。身高 1.8 m,体重 95 kg,食欲好,食量大。

耳部取穴:大肠、内分泌、三焦、肺、肝、饥点。采用上述方法贴压 2 次后,自觉饮食无味,食量明显下降,1 个疗程后,体重减至 86 kg。

【按语】 根据中医理论,肝胆可以克制脾土,肺与大肠相表里,开肺气可以通大肠,三焦能够通利水道,所以选用肝、口与饥点均能抑制食欲,肺、大肠点可以增加排泄,内分泌点能够调节人体内分泌功能的失调,三焦点具有通调水道的作用。采用耳穴贴压疗法治疗单纯性肥胖症,简便易行,疗效显著。

## 淡菜是减肥降压好帮手

男性进入更年期之后,首先表现在体态方面,如全身肌肉不如年轻时那样强健有弹性,这是因为皮肤脂肪逐渐增多,再加上体重的明显增加,人看起来不但臃肿,而且皮肤也变得格外松弛。产生这样的结果,一方面跟中年男性吃得多、动得少有很大关系,另一方面有可能是机体新陈代谢紊乱造成的。

甲状腺素的主要作用就是调节新陈代谢,而碘在体内主要参与甲状腺素合成。因此,更年期的男性应多摄入一些富含碘和不饱和脂肪酸的海产品,如淡菜、海带、紫菜等。常食不但可以促进新陈代谢,有助于减肥,还能有效降血压和降血脂。

推荐理由:淡菜有"海中鸡蛋"之称,其营养价值高于虾、蟹、海参、干贝等海产品,所含脂肪、蛋白质、矿物质、碳水化合物及维生素等都大大超过黄鱼的含量。淡菜是贻贝的肉经烧煮曝晒而成的干制食品,是一种常见的海味食品。味佳美,以煮晒时不加盐,故名。淡菜又名珠菜、壳菜。含丰富蛋白质、碘、B族维生素、锌、铁、钙、磷等。淡菜中还含有大量的碘和不饱和脂肪酸,特别是甘碳四烯酸占16.6%,而甘碳四烯酸是人体内不能合成的,是由食物中供给的必需脂肪酸。必需脂肪酸对于维持正常机体的生理功能很重要,能促进发育,对皮肤有保护作用,还有降压、降脂的作用。但注意阳虚者不宜食用。

# 殷之放

## 肥胖　电针治疗

单纯性肥胖症的患者日益增多，西医对此症的治疗尚未取得理想的效果，且药物治疗有较大的副作用。殷之放医师（上海市针灸经络研究所，邮编：200030）运用电针治疗该症，疗效满意。

### 1. 治疗方法

取穴：主穴取中脘、大横、关元、三阴交。

随证加减：痰湿壅盛配丰隆、支沟；脾胃实热配曲池、上巨虚；气血亏虚配气海、足三里；肝阳上亢配风池、太冲；心气不足配内关、膻中。

### 2. 操作方法

主穴每次必取，据证型选配穴1~3个。穴位常规消毒，用2~3寸毫针刺入所取穴位，进针应稍深，腹部主穴斜刺约2.5寸，以提插补泻手法为主。得气后主穴接G 6805-2型电针治疗仪，频率为150~200次/分，通电刺激20分钟，电流强度以患者能耐受为度；配穴留针20分钟，其间行针1次，约1分钟，隔日针刺1次，10次为1个疗程。休息3日，再做下1个疗程，可连续治疗2个疗程。

【典型病案】 李某，男，28岁，未婚，于1996年9月初诊。自述3年前开始发胖，体重逐渐增加，经西医诊为单纯性肥胖症。查：身高169 cm，体重89 kg，肥胖以腹部为甚，腹围104 cm。症见疲乏嗜睡，时有头昏，食欲亢进，大便秘结，舌质淡苔腻，脉沉略弦。辨证为痰湿壅盛型。取穴大横、关元、中脘、三阴交、丰隆。按上法针刺得气后加电针，隔日1次，留针20~30分钟。经1个疗程治疗后体重减少6 kg，2个疗程后体重减轻9 kg，腹围减至93 cm，食欲明显减退，无饥饿感，精神振作。随访3个月，体重维持在80~82 kg。

【按语】 单纯性肥胖症的机理至今尚未完全阐明,其发病多与内分泌、遗传、神经精神因素有关。中医认为痰、湿、气虚是肥胖的主要病因。《内经》曰:"诸湿肿满,皆属于脾。"故殷之放针刺取穴以太阴、阳明经穴为主,健脾和胃、祛痰利湿、降脂减肥,辅以电针,以增强疗效。他认为针刺可以通过抑制食欲和促进体脂分解的作用来达到减肥的目的。

## 降脂减肥药膳两则

(1)茯苓饼:茯苓粉、米粉各按等份取量,白糖、素油各适量。将茯苓粉、米粉、白糖与适量的清水调成糊状,在微火上的平底锅内放入少许素油,油热后摊放此面糊,煎烙成薄饼即成。茯苓,甘平,利水渗湿,健脾和中,常食之,能益胃补气,健脾消肿,益寿轻身。

(2)荷叶200 g,绿豆芽150 g。先把荷叶洗干净,加清水适量,文火煎汤后放置旁边备用;绿豆芽洗干净,用荷叶水焯熟,然后把荷叶水浇上,加适量的盐等调料;最后用水淀粉勾芡浇上,盛出装盘即可食用。绿豆芽清热解毒,与荷叶同做菜,可健脾利湿,轻身消肿。

# 谢春华

## 耳针配合调养治儿童肥胖

谢春华医师（河北省石家庄市第三医院，邮编：050011）采用耳针疗法综合治疗儿童单纯性肥胖症，效果满意。

### 1. 耳针疗法

取穴：主穴　三焦、肺、皮质下、交感。配穴　食管、胃、口、颈等。重度肥胖及年长儿给予耳穴埋针法，年龄小、轻度肥胖者给予耳穴压籽法（以苏籽代螺旋针），每次4～7个交替取穴，5天更换一次，每5次为1个疗程，并嘱患儿每天3次按压耳穴，每个疗程结束后休息1周，共3个疗程。

### 2. 饮食调整法

控制总热量摄入，计算热卡。谢春华认为制定饮食处方既要满足小儿生长发育需要，又要使总热量低于机体总热量的消耗。调整饮食结构，适当增加蛋白质，降低碳水化合物和脂肪食品比例，保证维生素和矿物质充分供给。

### 3. 运动疗法

根据肥胖儿的肥胖程度、个人兴趣和家庭条件，制定运动方式、强度和频率。

### 4. 行为指导

矫正与产生肥胖有关的不良饮食习惯和行为。

【按语】　谢春华认为肥胖发生的主要原因是能量摄入多于能量消耗。肥胖治疗目的是减少体内多余脂肪。他强调儿童单纯性肥胖症的治疗不同于成年人，主要是儿童处于生长发育阶段，药物和饥饿疗法均不适用，如何把体内多余脂肪变成热能释放掉，是个较长期的过程，调整饮食结构和适量增加运动都难以坚持，疗效也难以巩固。

耳为宗脉所聚，通过耳甲艇、耳甲腔穴位刺激，调节皮质下、内分泌功能，影响胰岛素值，抑制食欲。同时耳穴也反映体内各脏腑经络关系，通过水湿运化，三焦气化代谢，使脂肪分解，脏腑间过多水分排出。耳针在综合治疗儿童单纯性肥胖症中疗效确切，方法简单，且易于推广。

## 降脂减肥粥三则

（1）鲜藕粥：粳米 40 g，鲜藕 50 g，白糖适量。先把粳米淘洗净加水煮粥，鲜藕洗净后切成薄片，在把粳米煮至半熟时加入鲜藕片，熟后加白糖适量即可（亦可用藕粉替代鲜藕煮粥）。莲藕，甘寒，熟食能健脾开胃，止泻固精，藕粉的作用同鲜藕一样，不过更易被消化和吸收。久服能减肥、长寿。

（2）薏米粥：薏苡仁 30 g，白糖适量。将薏苡仁洗净，置于沙锅内加适量清水，先用武火烧沸后再用文火煨熬，待薏苡仁熟烂后，加入白糖即成。薏苡仁有补脾和胃、利湿止泄的作用，对于有水湿肿满，脾虚不运等症的肥胖者可产生较好的效果。

（3）冬瓜粥：冬瓜 80～100 g，粳米 100 g。把冬瓜用刀刮去青皮后洗净，切成小片；粳米淘洗后同冬瓜一起放入沙锅中加清水共同煮成稀粥即可，每日分早、晚两次食用，（吃时不可放盐）。冬瓜甘淡而微寒，清热利水生津，做粥常食具有消肿轻身之效。

# 姜 英

## 单纯性肥胖　耳压磁珠

姜英医师（安徽中医学院附属针灸医院，邮编：230061）利用耳压磁珠法减肥，效果满意。

## 1. 治疗方法

取穴：主穴　皮质下、内分泌、脾。配穴　肾上腺、腹、口、肺。

随证加减：嗜睡加额、交感；痰湿较重、舌苔厚腻加三焦、艇中；大便秘结加直肠。

## 2. 操作方法

取直径 2 mm 的磁珠置于 4 mm×4 mm 大小的胶布上，然后固定于所取耳穴上，每次取穴 4～5 个，每日按压 3～4 次，每次 10 分钟，以饭前为佳。2～3 天更换 1 次，两耳交替按压。10 次为 1 个疗程。

【典型病案】　刘某，女，38 岁，已婚。身高 161 cm，体重 73 kg，超重 18 kg，腹围 102 cm，肥胖 3 年余。平素食欲佳，嗜睡（每日睡眠达 12 小时）。

治疗取穴：内分泌、皮质下、脾、三焦、额、交感。经治 1 个疗程后患者体重下降至 68.5 kg，腹围减少 11 cm，且食欲、睡眠较治疗前明显减少，精神较佳。经 2 个疗程治疗后体重下降 11.5 kg，半年后随访，体重未见明显增加。

【按语】　耳压磁珠治疗单纯性肥胖具有较好的疗效，且方法简便，副作用少，易为患者所接受。姜英认为患者中肥胖史长者疗效明显差于短者，而自幼肥胖或有家族史者疗效则更差。她还认为女性效果优于男性，这可能与雌激素参与脂肪的合成与代谢有关。肥胖与多食是有密切关系的，因此，适度地控制饮食对减肥是有益的，但简单的饥饿法对人体不利。认为针刺耳穴后，产生的信号沿迷走神经传导，可阻断下丘脑饥饿信息,限制摄食而达到减肥目的。耳穴皮质下区内下侧压迫后,病人食欲明显下降,且无饥饿感。

### 大黄粉加洋葱降高血脂

(1)常用生大黄粉装成胶囊,每个胶囊 0.5 mg,用水冲服。每日 3 次,每次 1 个。坚持 2 个月血脂就会明显改善。

大黄被人们称为将军,一听这个名字就知道它是多么厉害了。当人体内血流不畅的时候,大黄能去瘀血,让血脉畅通。

(2)葡萄酒泡洋葱,将一个洋葱十字切开,放到酿造的葡萄酒里(注意:一定要用酿造酒,不用勾兑酒;洋葱外面的干皮洗净晾干后也要一起放进去),7 天后普通的葡萄酒自然成了保健酒了。单为了保健呢,每天就喝 50 ml,治病的话就得喝 100 ml。有些人喝完这个酒后会有困乏的感觉,所以最好晚上喝。试验表明,坚持饮用该酒不仅降血脂,而且还可以改善失眠、血糖偏高等症状。

洋葱可以除肝脏的邪气、通大小肠、调理五脏,《本草纲目》上说葡萄酒有暖肾、耐寒和美容的作用。用葡萄酒来泡洋葱,能达到调理五脏的作用。

# 张秀辉

## 体针耳针相结合治肥胖

肥胖病是危害人类健康的世界性主要疾病之一。张秀辉医师（天津医院，邮编：300211）运用耳针、体针相配合，治疗肥胖症患者，疗效满意。

### 1. 诊断标准

肥胖病系机体脂肪组织能量过多，脂肪组织与其他软组织的比例过高，实际体重超过标准体重20%，体重指数>25 kg/m²，可诊断为肥胖病。

### 2. 治疗方法

(1)耳针：主要取穴大肠、小肠、内分泌、肾上腺、脾、胃。

随证加减：食欲过旺者加渴点、饥点；嗜睡者加神门、丘脑。用锨针以中等强度刺激，并施以小块胶布固定。每次取4~5穴，每3~4天换针1次，两侧耳穴交替使用，10次为1个疗程。留针期间嘱病人经常自己按压留针部位，以增强刺激，提高疗效。

(2)体针：主要取穴天枢、气海、中脘、关元、内关、曲池、足三里。

随证加减：痰湿较盛者加膻中、丰隆；小便不利者加水道、三阴交。并参照病人的体质、病史等具体情况辨证施治。在针刺手法上，实者施以泻法，虚者施以补法。每次取10穴左右，隔日针1次，10次为1个疗程。

在隔日1次体针的同时配合耳针，每3~4日换耳针1次。两侧耳穴交替使用，以耳针10次为1个疗程。一般坚持治疗2~3个疗程。在治疗过程中嘱患者适当调节饮食，纠正不合理的饮食、生活习惯。适当增加运动量。

【典型病案】陈某，女，60岁，于1993年4月初诊。患者身高165 cm，体重88 kg，超过标准体重35%，体重指数为32.32。自述原有高血压病史20年，糖尿病病史4年，血压在20~26.7/13.3~16 kPa波动，血糖在16~22 mmol/L波动。自觉头晕，行动迟缓,周身乏力,时憋气、胸闷,经常服用降压及降糖类药物,但症状缓解不明显,故来就诊。诊为"胰源性肥胖症",辨证属肝阳上亢兼有痰湿之证。在治疗过程中,除针刺一些常用减肥穴外,还加用肾俞、曲池、太冲等,以滋阴潜阳。经过 3 个疗程的治疗,体重由原 88 kg 降至 78 kg,体重指数也由原 32.32 降至 28.65,自觉头晕、胸闷憋气、乏力等症状均有明显改善,行动亦较灵活,血压较平稳,维持在 18~20/12~13.3 kPa,血糖在 9~14 mmol/L 波动。

【按语】 张秀辉认为肥胖症的主要原因是脾胃功能失调,水谷精微不得输布,脂浊痰湿内聚而成。他在利用体针减肥时选用曲池、支沟、内关、足三里等效果较好。体针取梁丘、公孙,耳针取饥点、神门等有抑制食欲、减弱胃肠蠕动的作用;体针取天枢、大横,耳针取大肠、小肠有调整肠腑、理气通便的作用;体针丰隆有化痰湿的作用;体针三阴交、关元、气海、水道,耳针脾、胃等有健脾利湿降浊的作用。认为有些单纯性肥胖症和神经-内分泌或代谢失常性肥胖症患者的疗效不太理想,要进一步加以检查,以排除神经-内分泌或代谢失常性肥胖症。对于神经-内分泌或代谢失常性肥胖症患者,如果针刺配合中草药及一些物理疗法,会取得进一步的疗效。

## 运动健美臀部

伸出双手,屈膝,利用双膝的弹力像兔子似的向前跳跃,尽量使腰部和双脚弹高,而后双手先着地,脚再着地。因为运动量较大,此法一天做 10 次,持之以恒,将明显增强体力,同时也能消除臀部赘肉。练到有充分体力之后,就应尽量拱起背肌,举高双脚,使得双手在着地的瞬间,身体近于倒立的姿势最为理想。

# 葛春芳

## 儿童肥胖　康复治疗

儿童期单纯性肥胖症的康复治疗与成人有所不同，儿童正处于生长发育时期，而生长发育需要大量的营养素作基础。用于成人的禁食、饥饿、手术、药物等方法不适用于儿童。葛春芳医师（浙江省康复医学会）运用运动疗法、饮食调整、行为指导等综合措施对儿童期单纯性肥胖症予以康复治疗，效果满意。

### 1. 病因病机

葛春芳认为单纯性肥胖症是非内分泌代谢疾病引起的体内脂肪异常堆积，是机体能量代谢失调的结果。与遗传、中枢神经系统异常，内分泌功能紊乱，代谢因素和营养因素不平衡等有关。它对人体健康的危害并不仅仅表现在体态上，重要的还在于影响心血管功能，造成诸如高血压、冠心病、动脉硬化等心血管疾病。儿童期单纯性肥胖往往发展为成人单纯性肥胖。

### 2. 治疗方法

(1)运动疗法：葛春芳认为运动方式应根据儿童的喜爱和接受程度选择。运动强度根据心率变化而定，一般在原心率的基础上增加 10～20 次为限并循序渐进。1～2 岁患儿主要运动方式为游戏和步行，每天 2 次，每次 30 分钟，连续 5 天休息 2 天，估计平均每日热耗 836 kJ。3～4 岁患儿主要运动方式为步行、游戏、慢跑、体操，运动时限与 1～2 岁患儿相同，估计平均每日热耗 1 170 kJ。5～9 岁患儿主要运动方式为慢跑、玩球、跳绳、做操，每天 2 次，每次 45 分钟，连续 5 天休息 2 天，估计平均每日热耗 1 379 kJ。10～14 岁患儿主要运动方式为长跑、玩球、跳绳、跳舞、踢毽、登山、做操，每天 2 次，每次 60 分钟，连续 6 天休息 1 天，估计平均每日热耗 1 672 kJ。

(2)饮食调整：热量分配为摄入的蛋白质占总热量的 30%，糖占 40%～50%，脂肪

第三部分　名中医外治疗法消肥胖

占 20%～30%。若餐前出现饥饿感,用水果充饥。每日供应热量:1～2 岁患儿约 3 557 kJ,3～4 岁患儿约 5 196 kJ,10～14 岁患儿约 6 646 kJ。

(3)行为指导:除接受专门的运动疗法和饮食调整外,平时坚持各种体育活动和料理自己的日常生活,特别是上学、上街等坚持步行。选择食物时,忌高脂、多糖食物,忌零食。尽量多选择诸如瓜类、蔬菜等体积大的食物,荤、素、粗、细搭配。总之,指导患儿改变以往少动多吃的生活方式。

【按语】 葛春芳认为儿童正处于生长发育期,各种康复治疗措施既要不影响儿童正常生长发育,又要避免热量过分蓄积,掌握好两者界限甚为重要,做到既不会造成营养不良,又保证肥胖儿的正常生长发育。认为儿童期单纯性肥胖的康复治疗从保健意义上来说,目的不是要减轻肥胖儿的体重,而是要控制体重大幅度增加,改变体重增长与身高增长的不协调状态。儿童期单纯性肥胖的康复治疗需要有一较长的过程,快速减肥对肥胖儿的身心有害,疗效也不稳定。缓慢而安全的康复治疗是成功原因之一。单纯性肥胖是由多种因素共同作用的结果,正如其他多因素所导致的疾病一样,单一治疗很难奏效。

## 教你三招特效减肥法

所谓特效减肥,实际上是形成一种日常的良好生活习惯。

一饮:多喝水,每天 3 000 ml 以上,相当于早、午、晚各 2 瓶矿泉水。

二拍:拍打足心涌泉穴,拍打大腿两侧胆经,拍打腹部,配合腹式深呼吸。

三急走:大步快走半小时,如果没时间走路,可以练下蹲运动,减肥关键是练出微汗。

# 杨兆钢

## 肥胖用芒针

杨兆钢教授开创芒针治病先河,已闻名于国内外,近两年又将芒针运用于治疗肥胖病,疗效卓著。

肥胖是一种常见的营养障碍性疾病,是由于遗传因素与环境因素相互作用使机体生化及生理机能改变,导致机体脂肪组织的量过多或脂肪组织与其他组织的比例过高。一般认为体重超过标准20%,可诊断为肥胖。30岁时,正常男性体内总脂约为体重的15%,女性为22%,如男性超过25%,女性超过30%～35%即为肥胖。

### 1. 病因病机

杨教授认为该病与遗传、内分泌因素、饮食异常、社会环境因素及能量代谢异常相关。诸多因素造成能量失衡而使热量摄入超过消耗,使多余的能量以脂肪的形式贮存于机体导致肥胖。中医学对该病论述甚少,多以体质因素考虑,故有"肥人多痰"、"肥人多气虚"之说。《内经》云:"饮食自倍,脾胃乃伤",又云:"阳化气,阴成形"。《脾胃论》曰:"脾胃俱旺,则能食而肥,或食少而肥,虽肥而四肢不举,盖脾实而邪气盛也。"认为该病与饮食密切相关。

杨教授认为该病多因先天肾阳不足,或产后肾阳虚损,房劳过度,又过食肥甘厚味之品郁而化热耗伤脾胃,使人体运化和气化功能失调。运化失调则水谷精微不能正常输布,在体内聚积为湿为痰;气化失调则既不能化谷精为肾精及化水津为水气,又不能排出体内废物,水津谷精凝聚为脂之物,脂凝痰湿浊物聚积于体内脂膜之中,导致肥胖。肾主气化,脾主运化,胃主受纳,腐熟水谷,故该病与肾脾胃关系最为密切;又因脾失运化,气血生化不足,肺主气,心主血脉,肝主藏血,故该病也与心肺肝有关,尤其是久病之后。

第三部分 名中医外治疗法消肥胖

### 2. 辨证分型

(1)胃热炽盛型:面色红润,肌肉结实,多食易饥,体态肥胖,口干口臭,小便赤,大便干燥,舌红苔黄,脉滑数有力。

(2)脾虚湿困型:肌肉松弛,肢体困重,腹胀少食,体态肥胖,痰多易咳,大便溏,舌淡胖苔白腻,脉沉濡。

(3)心脾两虚型:肌肉松弛,形态肥胖,体倦多梦,心悸失眠,乏力气短,食后腹胀,大便溏,月经不调,舌淡苔白,脉沉细无力。

(4)脾肾阳虚型:肌肉松弛,体态肥胖,易感冒,腰膝酸软,面浮肢肿,纳少便溏,月经不调,舌淡有齿痕,苔薄白,脉沉细迟。

### 3. 治疗方法

(1)取穴:主穴　水道、气海、中脘、关元、提托、大横、天枢、足三里。

随证加减:胃热炽盛型加内庭、支沟、曲池、上巨虚;脾虚湿困型加中脘、阴陵泉、丰隆;心脾两虚型加神门、内关;脾肾阳虚型加太溪或命门、复溜、三阴交。

(2)操作方法:取 5 寸长芒针刺关元、气海、水道、天枢、大横、提托、中脘各 3.5～4 寸,关元、水道、气海、提托用捻转补法,令针感向脐上放散,大横、天枢、中脘用平补平泻法,令针感在局部放散。足三里用芒针刺 1.5～2 寸,施捻转补法。内庭、支沟、丰隆、曲池施捻转泻法,命门、太溪、三阴交施捻转补法,余穴均用平补平泻法,留针 20～30 分钟。

【典型病案】　韩某,女,35 岁,1998 年 8 月 21 日初诊。主诉:形体肥胖 6 年余。患者 7 年前产后因补养过度,形体日渐肥胖,渐觉行动不便,易出汗,五更泻。现体重 78 kg,身高 162 cm。大便溏,小便数,腹胀,眠差多梦,畏寒,偶有耳鸣如蝉,舌质淡苔白,脉沉细。诊断为肥胖病(脾肾阳虚型),予以芒针治疗 3 个疗程,患者体重减至 60 kg,其余症状全部消失。

【按语】　杨教授治疗该病取任脉的关元、气海,督脉之命门,施以芒针,补益肾阳,鼓舞阳气,培补元气,以助气化,同时取脾经之大横,胃经之水道、天枢以及经外奇穴提托,配合四肢诸穴,在补益脾胃,以助运化的同时通调水道,疏通三焦气机,以排泄废浊,推陈致新,标本兼治,使人体运化及气化功能恢复正常,则脂凝得化,痰湿浊物得排,则病愈。认为该病除芒针治疗外,应嘱患者加强锻炼,增强体质,节制饮食,多吃蔬菜水果,与医生密切配合,持之以恒,方可获得最佳疗效。

# 吴学芳

## 治疗单纯性肥胖 贴压耳穴

吴学芳医师（天津市南开区南门医院，邮编：300090）应用贴压耳穴治疗单纯性肥胖症，疗效满意。

### 1. 病因病机

吴学芳认为单纯性肥胖症多是由于饮食不节，过食或偏食高脂肪、高碳水化合物的食物，摄入营养过多，消耗不足，使多余的营养物质转化为脂肪、糖原、蛋白质贮存于皮下、腹腔、肌肉及其他组织内。

### 2. 治疗方法

(1)方法

吴学芳在治疗前先用探测仪在所取穴四周寻找敏感点，然后用胶布贴压王不留行籽，嘱患者每日自压药粒6次以上，餐前必压耳穴，每次每穴按压2秒左右，以有酸胀的热感为度。每周贴耳压2次，交替换贴另耳，耳压10次为1个疗程。

(2)选穴

主穴：缘中、内分泌、丘脑、饥点、肾、额、大肠、三焦、兴奋点、肺、相应部位(腹、臀)。

配穴：便秘加便秘点，腹胀加脾点，浮肿加腹水点，口渴欲饮者加渴点。

(3)选取各穴的作用

兴奋点、额：增加机体的兴奋性，使机体代谢旺盛，增加热量的消耗，促进糖原、蛋白质的转化，促进脂肪的燃烧。

饥点、丘脑：增加饱感，饥点可减少肥胖者饥饿感，减少食量，丘脑具有调节体温、摄食、水电解质平衡、内分泌及情绪反应等重要生理活动之作用，因此可增强饱感。

丘脑、内分泌、缘中：调节此穴使机体适应环境变化，使分泌功能得以稳定。

肾、三焦、肺、大肠:肺以增强发汗、行走之功,肾为水脏,主水液,三焦可通调水道。

诸穴合用,可增强气化作用而利排泄。另外腹水点有健脾消肿作用,便秘点具有益气通便之功效,脾点具有调节消化的功能,渴点可控制饮水量,调节水液代谢。此外,相应部位(腹、臀):腹、臀部是脂肪最易储存的部位,取其穴有助于脂肪燃烧,使脂肪重新分布。

**【典型病案】** 患者,女,32岁。身高1.65 m,体重67.5 kg。平素饮食量多,每日饮食量500 g余,还时有饥饿感。脘腹胀满,嗜睡,口渴喜饮,大便先硬后溏。用上法治疗2个疗程,体重下降13.5 kg,腰围(腹)由原来2.4尺减至1.8尺,臀围由原来2.9尺减至2.3尺,饮食饮水量明显减少,也无疲倦乏力等不适症状。随访1年,病人体重仍保持恒定,未有回升。

## 降脂减肥茶饮三则

(1)厚朴花、菊花各10 g。水煎去渣取汁,代茶饮。理气宽胸,减脂降压。

(2)山楂荷叶茶:山楂15 g,荷叶(干品)10 g。将山楂与荷叶同研为粗末,加水煎3次,取汁浓缩,代茶饮之。山楂酸甘微温,入脾胃肝经,可消食化积、散瘀行滞,久服有降低胆固醇的作用;荷叶清热解毒,升发清阳,有消肿降脂和扩张血管的作用。二者合用适于单纯性肥胖症,还能降压消脂。

(3)减肥饮:荷叶1张,生山楂、生薏苡仁各10 g,橘皮5 g。取荷叶1张切成细丝,与生山楂、生薏苡仁、橘皮相混合,放入热水杯中用沸水冲泡后代茶饮用,可在一日内连服连泡,连续饮用百日之后对肥胖者有显著的效果。

# 潘丰华

## 治肥胖  推拿针灸耳穴贴压结合

肥胖症易于并发脏腑功能失调,产生多种疾病。 肥胖症可始于任何年龄,多见于40～50 岁的中壮年,尤以女性为多。 潘丰华医师 (冷水江市卫生局,邮编:417500) 运用推拿为主结合针灸、耳穴贴压综合治疗肥胖症,疗效满意。

### 1. 推拿

主要对腹部、腰背部、臀部脂肪堆积较多的部位进行推拿,每日推拿 1 次,3 个月为1 个疗程,1 个月间休息 3 天。

操作方法:

(1)仰卧位,摩全腹,以中脘、神阙、关元为核心,先上腹,再脐周,后小腹,顺时针方向急速不停顿摩动 6 分钟,直至发热为度。

(2)点按中脘、神阙、天枢、关元各 1 分钟。

(3)提拿腹部脂肪隆起处,提拿起后停留片刻,初次手法时稍有疼痛,以能耐受为度,操作 8 分钟。

(4)急速顺时针方向摩腹 5 分钟,至腹部热透为度。

(5)俯卧位,先施擦法于背部足太阳膀胱经,使背部皮肤微红,5～6 遍。

(6)按压脾俞、胃俞、肾俞、大肠俞各 1 分钟。

(7)沿背部足太阳膀胱经自下而上捏脊 5 遍。

(8)横擦背部两侧肩胛骨之间使之发热。

(9)横擦腰骶部使之发热。

(10)施擦法于臀部和下肢,往返 5～6 遍。

(11)按压环跳、秩边、殷门、承山各 1 分钟。

(12)拿提臀部及下肢肌肉 7 分钟。

## 2. 体针

取穴：中脘、天枢、丰隆为主穴。

随证加减：脾胃俱热加合谷、内庭、曲池；脾虚湿盛加脾俞、胃俞、足三里；真元不足加关元、命门（温针灸）。

操作方法：皮肤常规消毒后，以 28 号 3 寸毫针直刺，进针后用提插捻转泻法强刺激，使之有强烈的针感（注意掌握好腹部针刺的深度），留针 30 分钟，每 10 分钟运针 1 次，隔日 1 次，3 个月为 1 个疗程。

## 3. 耳穴贴压

取穴：以胃、脾、内分泌、肾、神门为主穴。

随证加减：食欲旺盛者加饥点、渴点；嗜睡加丘脑；汗多加交感。

操作方法：皮肤用 75％的乙醇消毒后，用胶布粘王不留行籽贴于耳穴处，嘱患者饭前和饥饿时按压 3 分钟，5 天换 1 次，左右耳交替进行，3 个月为 1 个疗程。

【按语】 潘丰华认为肥胖的发生与脾、胃、肾三脏功能失调有关，推拿通过经络的连属与传导作用，起到调节内脏功能、疏导经络、助脾运、利水湿、清胃热、活气血的作用，使体内停聚的脂膏溶解，湿浊排泄，气机通畅，阴平阳秘。

潘丰华认为治疗肥胖症的针刺手法宜强刺激，单纯性肥胖较继发性肥胖易治，年龄小即胖到成年时仍肥胖者疗效差，男性较女性易见效，但 40 岁左右肥胖妇女治疗效果好，肥胖度大者一般见效快，体重下降幅度较大。在治疗的同时控制饮食亦是关键，特别是高糖类、高脂、高热量饮食控制，并适当加强体育锻炼。对于继发性肥胖，重点治疗原发病，治疗效果较单纯性肥胖疗效差。

# 李红阳
## 单纯性肥胖　针刺按摩

李红阳医师（广西中医学院，邮编：530000）应用针刺加电动按摩器治疗单纯性肥胖症，特别是以腹腿部脂肪堆积超过理想尺寸为主者，效果满意。

### 1. 病因病机

中医对肥胖症早有认识，《素问·通评虚实》曰："肥贵人则为膏粱之疾也。"《灵枢·卫气失常》曰："何以知其肥瘦……人有肥、有膏、有肉。"历代医家又有肥人形盛而气衰之论。李红阳认为其基本病机不外脾虚痰湿内蕴。多因过食肥甘醇酒厚味，加之久坐懒动，多逸少劳渐致气血壅滞、运化失畅；或情感不舒致肝脾不合，脾失健运，痰湿壅滞，精微不布，脂膏内停而致肥胖。

### 2. 治疗方法

治疗原则：健脾和胃，清利痰湿。通过针灸推拿按摩，调节和疏导经络脏腑功能，以健脾胃、除痰湿而消除体内多余脂膏。

主穴：取公孙（双）、三阴交（双）、梁丘（双）、足三里（双）和曲池（双）等，每次治疗取3～4个主穴，并根据患者局部脂肪堆积情况或患者要求缩减的局部围度选取配穴：建里（双）、环跳（双）、关元（双）、大横（双）、承扶（双）、委中（双）、承山（双）。

操作方法：穴位常规消毒后，以毫针快速进针，提插捻转得气后，留针30分钟；同时以电动针灸按摩器在脂肪堆积明显部位来回反复振动按摩，每隔3～5分钟以振动的按摩器贴紧毫针针柄，使针身震颤而加大针刺效果。隔天针刺1次。

首次针刺推拿治疗后，取耳穴脾、胃、大肠、饥点、腹、臀。根据患者具体情况选取一侧3～4穴，穴位严格消毒后行耳穴埋针，胶布固定，3～5天后换对侧穴位。30天为1个疗程。

穴解:取穴以脾胃经的梁丘、公孙、大横与大肠经之曲池等为主穴,配以补益元气及调理脾胃大肠消化功能的关元、建里等穴以健脾和胃;同时根据脂肪堆积情况选配局部穴位。诸穴合用,则达健脾益气、通腑泻实、除痰利湿以消除停滞脂膏的目的。

【典型病案】 刘某,女,24岁。因形体日渐增胖,体重增加,腹围增大,于1994年8月初诊。自诉近3年来因多食少动逐渐出现形体发胖,特别是腹部脂肪堆积明显,伴胃脘部胀满不适,身困乏力,神疲嗜睡,舌淡胖,苔稍厚,脉细无力。月经正常,尚未婚育。查:身高158 cm,体重69 kg,腹围84.5 cm(超过女性腹围理想尺寸14.3 cm),余未见异常。诊断为:单纯性肥胖(B度),辨证属脾虚痰湿内蕴。治以健脾和胃,祛痰除湿。主穴:合谷(双)、公孙(双)、梁丘(双)、三阴交(双),配关元、中脘、大横(双)穴,以毫针快速进针,提插捻转得气后留针30分钟,同时以电动按摩器振动按摩腹腰部脂肪堆积明显处30分钟,隔天1次。另取耳穴三焦、脾、胃、饥点,每次选3穴,埋针,3天后换对侧耳穴。治疗至第5天,患者自觉胃脘部胀满不适减轻,腹围缩减2.7 cm。1个疗程后,症状消失,腹部因脂肪堆积形成的膨隆赘肉已消失,站立时腹部平坦饱满,精神面貌焕然一新,测体重59 kg,比治疗前减少了10 kg,腹围68.5 cm,比治疗前缩减了16 cm。

【按语】 李红阳认为针灸减肥的机理主要是:

(1)逆转异常变化的脾胃功能,产生化脂降浊作用。

(2)对抗单纯性肥胖者交感神经功能低下和副交感神经功能亢进的失衡状态,促进体内脂肪分解。

(3)调节肥胖者胃扩张与胃排空运动,使餐后胃排空延迟,易饥饿减轻或消失,食欲下降,促进能量摄取与消耗的平衡,改善能量代谢障碍。

(4)刺激耳廓部特定的穴位,可反射性影响内脏、内分泌和下丘脑中枢,使食欲减退及减少食物消耗达到减肥效果,尤以耳穴脾、胃、饥点等作用更明显。

李红阳以中医整体观念为指导,辨证施治,采用局部与整体相结合的治疗措施,通过针刺、耳穴埋针和电动按摩,达到调节经络脏腑功能、消除局部脂肪堆积之目的。该法减肥,特别是缩减超过标准的腰腹围疗效满意。

# 刘志诚
## 单纯性肥胖　针刺辨证治疗

刘志诚主任医师（南京中医药大学第二临床医学院，邮编：210029）以针灸辨证治疗单纯性肥胖症，疗效显著。

### 1. 分型辨治

（1）胃肠实热型

临床表现：形体肥胖，多食易饥，口干舌燥，怕热多汗，小便短赤，大便干结，舌红苔黄，脉数或滑。

治疗方法：清泻胃肠腑热。

耳穴：取外鼻、小肠、大肠。

体穴：取内庭、上巨虚、天枢、曲池等。

穴解：《灵枢·经脉》说："气盛则身以前皆热，其有余于胃，则消谷善饥，溺色黄。"针刺治疗取手足阳明经穴为主。《灵枢·顺气一日分为四时》指出："病在胃及饮食不节得病者，取之合，故曰味主合。"故清胃肠腑热主要从手、足阳明经的合穴或腑之下合穴考虑。《素问·水热穴论》曰："气冲、三里、巨虚、上下廉，此八者以泻胃中之热。"刘主任在治疗胃肠腑热型患者时取足三里、上巨虚、下巨虚三穴交替使用或必要时三穴合用，增强刺激量，减肥效果好。

（2）肝郁气滞型

临床表现：肥胖，性情急躁，胸胁胀满，月经不调，闭经，舌苔薄白，舌质黯红，脉细或弦。

治疗方法：舒肝理气，活血化瘀。

耳穴：取肝、心、胰、胆。

体穴:取肝俞、膈俞、太冲、曲泉等。

(3)脾虚湿阻型

临床表现:肥胖,纳少乏力,肢体困重,腹胀便溏,尿少肢肿,舌淡体胖,苔薄或腻,脉沉或细。

治疗方法:清热利湿。

耳穴:取三焦、脾、肺。

体穴:取水分、气海、阴陵泉、足临泣等。

(4)心脾两虚型

临床表现:肥胖,心悸健忘,失眠多梦,疲乏无力,食后腹胀,大便溏薄,月经不调,舌淡苔白,脉细或弱。

治疗方法:补益心脾。

耳穴:取心、脾、内分泌。

体穴:取心俞、脾俞、内关、足三里等。

(5)脾肾两虚型

临床表现:肥胖,纳少乏力,腹胀便溏,腰酸腿软,面浮肢肿,阳痿阴寒,舌淡或胖,脉细缓迟。

治疗方法:补肾健脾益气。

耳穴:取脾、肾、内分泌。

体穴:取肾俞、脾俞、太溪、足三里等。

(6)肝肾阴虚型

临床表现:表现为肥胖,头晕目眩,肢体麻木,口干耳鸣,腰膝酸软,五心烦热,男子遗精,女子经少,舌红少苔,脉细数。

治疗方法:滋补肝肾。

耳穴:取肝、肾、内分泌。

体穴:肝俞、肾俞、关元、三阴交等。

(7)肺脾两虚型

临床表现:肥胖,气短乏力,咳喘自汗,食欲不振,腹胀便溏,面浮肢肿,舌淡苔白,脉细弱濡。

治疗方法:补益肺脾,温化痰湿。

耳穴:取肺、脾、三焦。

体穴:取肺俞、脾俞、足三里、列缺等。

(8)心肺气虚型

临床表现:肥胖,心悸气短,咳喘少气,胸闷发憋,乏力自汗,动则更甚。面色㿠白或黯滞,甚则可见口唇青紫,舌质暗淡,脉象细弱。

治疗方法:补益心肺。

耳穴:取心、肺、神门。

体穴:取心、脾、肺俞、内关、膻中等。

操作方法:耳穴埋藏揿针或王不留行籽胶布固定,每日自行按压 3 次,5 日更换 1次,6 次为 1 个疗程。针灸隔日 1 次,留针 30 分钟,12 次为 1 个疗程。实者以泻法为主,虚者多用补法,寒者可加温灸。

## 2. 减肥仪治疗

刘主任配合针灸减肥仪(JF-A 型)治疗,隔日 1 次,每次治疗 30 分钟,12 次为 1 个疗程。将输出电极置于证治处方中的体穴及其阿是穴(系指脂肪堆积较多的部位),一般多用 8~12 个腧穴。

强度:刺激腰背腹腿部穴时多取强档或最强档;刺激上肢取中档;刺激头面部取弱档。

极性:阳经穴多用阳极,阴经穴多用阴极。

波形:多以平稳波为主,中间可以转换间歇波和缓变波。

脉宽:刺激腰腿背腹穴时脉宽宜大,刺激头面部穴时脉宽宜小。

频率:刺激腰腿背腹穴时频率宜慢,刺激头面部穴时频率宜快。治疗最佳刺激量以病人能耐受而无痛感的最大强度为宜。

【按语】　刘主任认为针刺治疗肥胖病取效的关键是辨证取穴,在辨证正确的前提下,考虑多种减肥方法相辅运用。有些症状如汗出、口渴、嗜睡等在肥胖病人身上均可出现,但产生的病机不一样,所以临床选择的治疗方法、取穴配伍的着眼点、针刺的补泻手法也是不一样的。

# 谌剑飞

## 痛性肥胖　针刺治疗

痛性肥胖又称 Dercum 病,其特征为在肥胖的基础上于体表尤其是关节周围的松弛部位形成长期的疼痛性皮下结节,进而严重影响病人的正常活动功能。 谌剑飞医师(广州中医药大学附属珠海市中医院,邮编:519015)对痛性肥胖患者施以围刺针灸为主,兼拔罐、耳针与体针整体调节治疗,疗效满意。

痛性肥胖国内少见。病人多为绝经期妇女,长期于体表某处存在疼痛性皮下脂肪结节。痛性肥胖一般需查体、抗链"O",测血沉、血尿酸及多部位 X 线摄片,排除脂膜炎、风湿热、痛风等所致皮下结节和其他典型的间脑性、垂体性及肾上腺皮质机能亢进性诸原因引起的肥胖。痛性肥胖妇女表情痛苦,由于处于特定的绝经期,其常发生痛觉阈降低,故对痛觉颇为敏感。而且在关节等松弛部位以脂肪组织堆积而形成的皮下结节压迫和牵拉该处的筋膜和神经纤维,进而引起令人不安的持续性疼痛。特别是当活动较频时,病人可因剧痛影响关节功能。

### 1. 围刺法

用 0.38 mm×50 mm 毫针对疼痛明显的皮下脂肪结节做围刺,选相对方向之针柄进行电刺激,接 G 6805 治疗仪,连续波,电流强度以病人能耐受为适,每次 15～20 分钟。

围刺的目的:

(1)尽快使那些严重妨碍活动功能的皮下结节缩小甚或消失,以此来减轻其对周围组织的疼痛牵张力。

(2)应用针刺镇痛的原理,直接对病所产生强效应。谌剑飞发现围刺后脂肪结节虽不能完全消失,但患者的自我感觉良好,扪测其牵张强度也显示较前明显降低。这种作用与针刺的消坚散结、疏通经络和镇痉止痛是一脉相承的。

## 2. 针后用火罐连续吸拔

每日 1 次,10 次为 1 个疗程,全疗程 1～3 个月,以减轻疼痛和促进关节正常功能恢复。

谌剑飞认为围刺后的拔罐应用是治疗痛性肥胖的重要组成部分。它能使气血疏通,瘀阻消散,尤其是夹杂风寒湿者,更有驱风散寒、祛湿除邪、温通经络、舒筋止痛之功。认为拔罐疗法的负压机械和温热刺激作用不仅能提高人体的抵抗力,调节大脑皮层的兴奋和抑制过程(通过皮肤和血管感受器反射途径),而且还可促进局部血液循环,加速新陈代谢,改善局部组织的病理状态。对于痛性肥胖患者,拔罐确实能收到较好的安定情绪、缓解疼痛和缩小病灶的效果。

## 3. 减肥治疗

谌剑飞认为减肥是治疗痛性肥胖的又一重要措施。一是限制热量摄入;二是增加体力活动及运动以加快热量的消耗;三是采取耳针治疗,取耳穴三焦、肺、胃、内分泌。每次选用 1 对穴位,轮流埋针,以透明胶带纸固定改良胶布固定法,以供患者家属或医务人员直接观察埋针处有无感染现象,便于迅速处理。如无针穴炎症反应,留针以 10 天为限,全疗程为 3 个月。为提高疗效,嘱患者于餐前半小时自行按压耳针 10～15 分钟。

## 4. 体针治疗

取神门、曲池、足三里、阳陵泉、三阴交、昆仑及肾俞对症治疗,隔日 1 次,以加强整体调节。

对症穴位的选择旨在从整体上提高对该病的疗效。痛性肥胖是一种复杂的全身性疾病,不少病人伴随证多。谌剑飞选用曲池、肾俞、神门、阳陵泉、三阴交、足三里、昆仑,是因它们具有较强的宁心安神、扶正补虚、疏筋利节、行气活血及调理脾胃(包括促进血脂和糖类代谢)作用。

【按语】 谌剑飞认为,针刺引起的食欲减退并不立即消失,可持续数月或更长,其作用机制可能是中枢性的(下丘脑机制)或是通过体液机制而作用于脂肪分解和脂肪生成。运动或针刺时,不仅脑内的鸦片类物质增加,而且中枢神经甚或末梢神经内部也可分泌各种多肽类和激素,因此产生止痛和消耗热量的目的。谌剑飞还认为针刺能促进肥胖患者的胰岛素水平恢复正常,靶细胞胰岛素受体增加,外周组织对胰岛素拮抗减弱或消失,进而导致糖耐量改善或复常,这是治疗获得性肥胖、防治糖尿病的关键对策。

## 排毒瘦身六招式

第一招:补充消化酵素。补充消化酵素可以减少体内酵素被消耗,让负责代谢的酵素好好发挥功能,建议在饭前补充消化酵素。

第二招:补充益生菌。益生菌的补充可以挤掉肠内坏菌的生长空间,让肠道发挥消化吸收的正常机能,发挥肠道的免疫作用。因为睡眠时肠道蠕动较慢,益生菌容易繁衍,建议在晚餐后及睡前补充益生菌。

第三招:补充膳食纤维。膳食纤维可以帮助排便,避免宿便累积,把体内的老旧废物清除。此外,肠道的益生菌需要靠膳食纤维或是果寡糖来提供能量,进而产生有机酸,刺激肠蠕动。

第四招:用对油。吃对油可以降低脂肪囤积与毒素堆积。为了避免饱和脂肪酸对于心血管的危害,现代人应改吃植物油。要注意的是,人体需要的脂肪酸分别是欧米伽-6 与欧米伽-3,两者会相互竞争,一旦欧米伽-6 太多,反而容易导致身体发炎反应与过敏问题,建议多摄取欧米伽-3 含量丰富的亚麻子油、核桃油、鱼油、海豹油、橄榄油。

第五招:腹式呼吸。腹式呼吸可以增加基础代谢率,还可以使用到不常运动到的肌肉,并且带动周边血液循环,有助甩掉腹部赘肉。腹式呼吸的作法是吸气时,利用腹部肌肉拓展腹腔空间,让肚子凸出来,吐气时,将腹腔内缩,让肚子凹进去。

第六招:顺时针腹部按摩。腹部是最容易囤积脂肪又不容易去除的位置,建议以手掌心在腹部以顺时钟方向画圆,一来可以雕塑腹部曲线;二来可以帮助肠胃道蠕动,强化宿便排除。

# 徐 洁
## 单纯性肥胖　针药合用

肥胖病系机体脂肪组织能量过多,脂肪组织与其他软组织的比例过高。实际体重超过标准体重20%,体重指数$>25 \text{ kg/m}^2$,可诊断为肥胖病。徐洁医师以针灸中药并用治疗单纯性肥胖症,疗效满意。

## 1. 病因病机

徐洁认为肥胖多由脾胃虚弱,饮食不节或饥饱失时,损伤脾胃,脾伤则运化失常,以致水谷不得化为精微,输布周身,故津液停积,变生痰浊,所以李梴说:"大概肥人气虚多寒湿,瘦人血虚多湿热,都缘脾湿失运布之职。"丹溪云:"痰之为物,随气升降,无所不到。"故痰湿不单纯流窜皮肤肌腠,而是漫窜全身,因之而产生肥胖。徐洁认为"脾虚"是导致该病的主因,痰湿是脾虚之结果。

## 2. 治疗方法

针刺选用大横、足三里、天枢、丰隆,随证酌加阴陵泉、梁丘、内庭、曲泉等穴位针刺,每次留针30分钟,取泻法,每10分钟行针一次,10次为1个疗程,同时口服中药汤剂。

中药汤剂以二陈汤加减:茯苓20 g,半夏15 g,白术15 g,陈皮15 g,甘草5 g,香附10 g,泽泻10 g,每日1剂,每日口服2次,连服10剂。

【按语】 徐洁认为"脾虚湿盛"是肥胖的主要原因,故以燥湿化痰、健脾和中的二陈汤加减治疗。辅针刺治疗,取穴以足阳明胃经和足太阴脾经穴为主,取足阳明经合穴足三里、络穴丰隆、大肠募穴天枢配足太阴脾经的大横,随证配以梁丘、阳陵泉、内庭等穴,以健脾除湿,调节胃肠功能。针刺后患者食欲显著下降,饱食后不适,减肥效果显著。针药合用治疗单纯性肥胖,患者可不必节食,痛苦小,是减肥行之有效的途径。

## 身体排毒总动员

(1)大脑排毒方案:保证充足的睡眠,放松心情,给大脑减压。

(2)胃排毒方案:不要空腹吃对胃刺激大、过酸、过辣的食物。尽量规律用餐,保证胃的健康。

(3)淋巴系统排毒方案:每天洗 10～15 分钟温热水浴,以促进淋巴回流,天冷时可每天用热水泡脚代替。

(4)眼睛排毒方案:很少流泪的人不妨每月借助感人连续剧或切洋葱,让你的泪腺运动一次。哭完后别忘了补充水分。

(5)肺脏排毒方案:在空气清新的地方或雨后空气清新时练习深呼吸,或主动咳嗽几声帮助肺脏排毒。

(6)肝脏排毒方案:练习瑜伽。瑜伽是顶级的排毒运动,通过把压力施加到肝脏等器官上,改善器官的紧张状态,加快其血液循环,促进排毒。

(7)皮肤排毒方案:每周至少进行一次使身体出汗的有氧运动。

(8)肾脏排毒方案:充分饮水,不仅可稀释毒素在体液中的浓度,还能促进肾脏新陈代谢,将更多毒素排出体外。特别建议,每天清晨空腹喝 1 杯温开水。

(9)大肠排毒方案:养成每日清晨规律排便的习惯,缩短大便在肠道停留的时间,减少毒素的吸收。多吃粗纤维食物可以促进肠蠕动,防止便秘。

# 刘喜英

## 肥胖闭经不孕　中西医结合治疗

刘喜英副主任医师根据中医学和现代医学的妇科理论,诊治肥胖不孕患者,疗效满意。

### 1. 病因病机

《傅青主女科校释·种子篇》中载有"肥胖不孕"的产生机制,文曰:"妇人有身体肥胖,痰涎甚多,不能受孕者,人以为气虚之故,谁知是湿盛之故乎?……湿盛者多肥胖,肥胖者多气虚,气虚者多痰涎,外似健壮,而内实虚损也。内虚则气必衰,气衰则不能行水,而湿停于肠胃之间,不能化精而化涎矣。夫脾本湿土,又因痰多,愈加其湿,脾不能受,必浸润于胞胎,日积月累,则胞胎竟变为汪洋之水窖矣。且肥胖之妇,内肉必满,遮隔子宫,难以受精……"

### 2. 治疗方法

中医学认为妇人肥胖不孕,乃内湿之盛。刘喜英以补脾胃、泄水化痰为治疗原则,方用加味补中益气汤,另配氯米芬以诱发排卵,再投绒毛汤(妊娠 40～70 天人流吸出物)加强以上中西药的效果。

基本处方:①人参、黄芪、柴胡、甘草、白术、升麻、陈皮、茯苓、半夏、当归;②氯米芬胶囊;③绒毛汤。

方法:①于黄体酮引经来第一天起每日服中药煎剂 1 剂,至基础体温正常为止;②隔日于中药汤中加绒毛汤 1 个(将所有人流吸出物放入去渣煮沸的药汤中 2 分钟);③于经来第五日始每日服氯米芬 50～100 mg,共 5 日(开始 50 mg,第二周期加至100 mg)。

【按语】《傅青主女科校释·种子篇》中亦载有"肥胖不孕"的治疗大法,文曰:"治宜补脾胃、泄水而化痰,方用加味补中益气汤。此方之妙,妙在提脾气而升于上,作云作雨,则水湿反利于下行;助胃气而消于下,为津为液,则痰涎转易于上化。阳气旺则能摄精,邪湿散自能受孕矣。"

现代西药氯米芬被推为首选的促排卵药,它虽不直接刺激排卵,但能诱发一系列类似正常排卵周期的激素改变,故对下丘脑-垂体-卵巢之间有正常功能关系的病例效果较好。绒毛汤中含有大量卵巢激素、黄体激素、绒毛膜促性腺激素(HCG)等。其中HCG可能有加强排卵周期中促黄体生成激素(LH)的作用。因此,认为中西医结合治疗肥胖闭经不孕疗效满意。

---

## 偏阴虚体质肥胖人群宜选用的中草药

老年肥胖人群,中医调养重点在滋阴。老年人爱头晕、睡眠质量不好、腰酸、口干等,中医认为是阴血不足,这类患者除了要养血外还要活血。

(1)何首乌:味苦、甘,性微温,可补肝肾、益精血、乌须发、强筋骨。有降血脂作用,还能解毒、消痈、润肠通便,对老年人肥胖有一定疗效。

(2)丹参:味苦、微寒,能活血祛瘀、调经止痛,还可养血安神、清心除烦。有保肝降脂的效果。能防治冠状动脉供血不足引起的心脏病、心绞痛,还可以降低血压,改善微循环。

(3)枸杞子:味甘,性平,能滋补肝肾,益精明目,养血安神。对老年人精血亏虚导致的视力模糊、失眠健忘有效,现代医学研究有降低血脂,延缓衰老,防治脱发之功。

# 张润秋

## 小儿肥胖厌食 中西医结合治疗

近年来由于营养过剩等引起的小儿单纯性肥胖有增多趋势；相反，由于乱给零食及不适当的营养品等原因引起的胃肠功能紊乱导致厌食症也是临床常见疾病之一。张润秋医师（天津医科大学第二医院，邮编：300211）以中西医结合疗法治疗小儿肥胖和厌食症，效果满意。

### 1. 小儿肥胖症

(1)控制饮食:供给目前饮食 60%～80% 热卡,其中蛋白质占 30%～35%,脂肪占 20%～25%,碳水化合物占 40%～45%。

(2)加强运动量:要求双亲鼓励运动,并陪伴进行,减少睡眠时间(应保证每日 8 小时睡眠时间)。

(3)中药:益气养阴,腻胃消脂肪。方剂:生地、黄精、草蔻、石斛、木瓜、茴香、丁香、白矾面,每日 1 剂,分 2 次服,共 8 周。

### 2. 小儿厌食症

(1)厌食儿给予葡萄糖酸锌 0.5～1 mg/(kg·d)(元素锌),每日总量不超过20 mg,分 2～3 次口服,共 8 周。

(2)中药(连服 8 周)

食滞者:消食导滞,健脾和胃。方药:保和丸加减。药用焦三仙、莱菔子、藿香、鸡内金、陈皮、茯苓等。

脾湿者:健脾燥湿,调中和胃。方药:三仁汤加减。药用生薏仁、陈皮、滑石、白蔻仁、杏仁、焦三仙、茯苓、砂仁、藿香。

脾胃虚弱者:健脾益气,调中和胃。方药:参苓白术散。药用茯苓、白术、党参、山药、陈皮、炒麦芽、砂仁。

【按语】 单纯性肥胖,对儿童健康的损害越来越受重视。明显表现出张润秋所用中药不但可使多食、食欲亢进的现象明显好转,而且可以降低血糖,降低高胰岛素血症,减少脂肪堆积并促使周围脂肪分解,又无其他减肥药副作用,还有温胃散寒、温中降逆、健脾燥湿、改善胃肠功能的作用。服用中药治疗后小儿食欲容易满足,比较容易坚持规定的饮食标准和体力活动。厌食儿童多有微量元素缺乏,特别是锌的缺乏,故用中药加补锌治疗。根据辨证论治,利用保和丸、三仁汤及参苓白术散加减起到消食和胃、通便润肠、补气健脾、调中止渴的作用,使患儿食欲、食量明显改善。

### 揉带脉是最快的减肥真法

　　将军肚、救生圈是现代社会中大多数人的烦恼。有什么速效减肥法吗?当然有,用好带脉,就没有必要再担心这个问题了。

　　具体操作方法是:用手掌的大鱼际,也就是拇指指根下面肉多的地方,来回揉整个带脉15分钟,然后用拇指点按穴位以及压痛明显的部位,每个穴位揉1~2分钟,每天早、晚各揉一次。

　　带脉对老年人来说更是养生的法宝。因为老年人的肥胖之症,都是因为脾在中央运化不力,造成身体水湿停滞。带脉通畅了,水湿得以运化,肥胖自然会减轻。

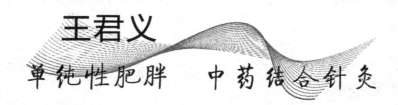

# 王君义

## 单纯性肥胖　中药结合针灸

王君义医师(黑龙江省宾县中医院，邮编：150400)运用中药结合针灸治疗单纯性肥胖症，疗效满意。

### 1. 病因病机

中医学对肥胖症的病因认识，早在《内经》中就已有了记载，《素问·奇病论》说："此人必数食甘美而多肥也"，指出肥胖的发生与饮食摄入过量，营养过高有直接关系。关于肥胖的病理机制，历代医家则认为与气虚、痰、湿、瘀有关。汪昂说："肥人多痰而经阻，气不适也。"《医门法律》也说："肥人湿多。"《石金秘录》指出："肥人多痰，乃气虚也，虚则气不能运，故痰生之。"脾为后天之本，气血生化之源，主运化水谷精微；肾为先天之本，助脾化生精微。气虚与脾肾功能失调密切相关，相互影响，脾虚失运，肾虚无力助脾化生精微，加之饮食过量，嗜食肥甘厚味，又加重肾功能失调，湿聚脂积，气血瘀阻，致使痰湿瘀脂留滞周身肌肤之间、腹膜之中、脏腑之内，酿成肥胖。因此，脾肾功能失调是肥胖的病理基础。

### 2. 治疗方法

(1)中药：采用荷叶 30 g、黄芪 20 g、泽泻 20 g、生大黄 15 g、山楂 15 g、首乌 10 g、白芥子 12 g、莱菔子 10 g 等，每日 1 剂，加水煎至 300 ml，每日 2 次，早、晚餐前服 150 ml，服药 1 个月为 1 个疗程。

(2)针灸：选用合谷、内关、足三里、三阴交、脾俞等穴，隔日针 1 次，15 次为 1 个疗程。服药针灸期间停服其他药物。

【按语】　中医学对针灸作用的论述可概括为调正阴阳和扶正祛邪。调正阴阳即调整气血的偏盛与偏衰。研究发现，针灸对血液循环、呼吸、消化等功能均有调整作用。王君义根据肥胖症的发病特点,运用中医辨证施治原则,取中药益气补肾、促进脂肪代谢的作用,结合针灸调整脾肾功能失调,取得了降脂利尿、祛湿涤痰、消肥轻体的满意效果。

## 香疗减肥一招灵

一吃:柚子。柚子具有很好的助消化作用,可以把很多容易变成脂肪的东西排泄出去,同时柚子特有的果香也会从身体里向外透发。

二喝:白豆蔻仁(去皮)、砂仁(去皮)、苍术泡茶。这几种中药虽然微有辛辣,但都有一种特异的冰爽清香口感。每种以 5 g 为宜,可以单独或数种同时泡茶。

三浴:藿香、佩兰浴。这是具有很好塑身功能的两味芳香药物,可以较为明显地驱除离皮肤较近的脂肪。两味药材各 100 g,直接用开水冲泡,然后兑入浴盆,千万不要煎煮,那样会把芳香气味破坏掉。

四封注疗法:采用丰隆穴,即脚踝外侧突起的骨头尖到膝盖下沿的中点位置,胫骨外侧约两指宽处。操作方法:临睡前用脱脂棉蘸取藿香精油,放在穴位上,然后用保鲜膜缠住,第二天早晨洗去。

# 陈丽贤

## 治疗肥胖症  耳穴加电针

陈丽贤医师（解放军广州军区广州总医院康复理疗科，邮编：510010）运用耳穴加电针治疗肥胖症，效果满意。

### 1. 病因病机

《医门法律》曰："肥人湿多"，其病理为"脾为生痰之源"。

### 2. 治疗原则

润肠理气，健脾化湿。

### 3. 治疗方法

取穴：中脘、天枢、水道、气海、脾俞、胃俞、足三里、阴陵泉。

耳穴：神门、内分泌、大肠、皮质下、饥点。

配穴：多食善饥加内庭、曲池，耳穴加饥点、肺；便秘加支沟、合谷，耳穴加三焦、肺；月经不调加肾俞、三阴交；多汗加合谷、复溜。

操作方法：令患者仰卧，局部皮肤常规消毒，用 4.5～9.0 cm 不锈钢毫针刺入主穴，接上 6805-A 型电针仪。采用疏密波，留针 30 分钟。前 10 天每日 1 次，以后隔日 1 次，10 次为 1 个疗程，共 2 个疗程。耳穴常规消毒后，用镊子夹取粘有定向磁铁的方形小胶布块，对准所取耳穴贴压，嘱患者每餐前 15 分钟及感觉饥饿时按压 5～7 分钟。选用单耳，每 3 天一次。两耳交替贴压与体穴同步进行。

【按语】　古语曰："耳者，定脉之所聚也。"通过磁场与穴位的双重作用，可以调整机体代谢平衡而达到减肥功效。同时配合运动和饮食，适当控制摄入热量，提高机体活力，促进体内的新陈代谢和循环，消除一部分热量，减少聚积的脂肪。陈丽贤认为，针刺不仅能降低摄食中枢的兴奋性,而且能够提高饱食中枢的兴奋性,使饱食中枢的活动水平占优势,促进代谢以减少多余脂肪堆积,诸法合用能较快达到减肥之目的。

### 瑜伽经典三式

这里介绍的是瑜伽的 3 个经典动作,平时在家里的地板上练一练,可以帮助你消除压力,保持瘦身。

1. 树姿势

双脚并拢,以山的姿势开始,脚趾充分张开伸长,用你的前面大腿肌肉来带动在膝关节附近的肌肉。伸直你的脊骨,挺起胸和肩膀。双手合十做一个祷告姿势,拇指贴近胸部,肘部弯屈靠近身体。现在左脚抬起,紧紧地贴在右腿内侧(必要的时候可以使用你的手来帮忙),保持平衡,你的右腿也要保持直立的姿势。坚持 5 次呼吸的时间。如果你的灵活性和柔软性比较差的话,可以把左脚放到小腿或脚关节的位置。

你仿佛就像一棵树一样,扎根在地球上,深深地呼吸。

2. 新月状

从树的姿势开始,左脚向后迈一大步,脚跟提起,腿伸直。弯屈你的右腿膝盖,前后成一条直线。手臂向上举,双手合拢,向下压肩膀和后背。保持 5 次呼吸的时间。

3. 武式Ⅱ

从新月状开始,将左脚放平,脚趾转 30°,腿部仍然伸直,臀部转 90°。左脚跟与左脚背保持一条线,膝盖保持在 90°,臀部、身体和肩膀放松,居中,双臂平伸,与肩同高,手心向下。使劲伸你的指尖,好像去触墙。眼睛集中在右手的中指上。保持 5 次呼吸的时间。

# 崔鸿峥

## 肥胖症　针灸合并中药

崔鸿峥医师（辽宁省锦州市铁路中心医院，邮编：121000）运用针灸合并中药治疗该病，效果满意。

### 1. 病因病机

崔鸿峥认为肥胖是在内外因素作用下，脏腑功能失调导致水湿、痰饮、膏脂等壅盛于体内而致。《丹溪心法》指出"肥人多痰湿"。

### 2. 治疗原则

调理脾胃，升清降浊。

### 3. 辨证论治

(1)痰湿困脾：症见体胖、气短、乏力、食少、下肢水肿、舌体胖大。

方药：以防己黄芪汤和参苓白术散加减。

方解：防己、茯苓、白术、黄芪为主药，有健脾祛湿利水之功，气行则水行，脾健则水湿得化，自然起到减肥作用。

针灸：上脘、中脘、关元、天枢、丰隆、三阴交，得气后用提插泻法。

(2)脾胃实热：症见多食、体壮、大便秘结、舌质红、苔黄腻或白腻。

方药：以承气汤加减治疗。

方解：大黄、芒硝、桃仁为主药，以荡涤胃肠积滞、泄热通便而达到减肥目的。

针灸：上脘、中脘、关元、天枢、内庭、曲池，得气后内庭用提插法。

(3)冲任失调：症见体胖、腰酸乏力、月经不调。

方药：以逍遥散加减治疗。

方解：柴胡、当归、白芍、茯苓、白术为主药，具有调益冲任、活血养颜、利水轻身之功。

针灸：上脘、中脘、关元、天枢、带脉、血海、三阴交，得气后用补法。

## 睡眠瘦身

这是日本近来兴起的一种瘦身方法。日本最新研究成果称，导致身体发胖的主要原因是体内生长激素分泌不足。生长激素（HGH）是人体自行分泌的一种天然激素，主要作用是促进骨骼及肌肉的生长，同时也加速体内脂肪的燃烧。HGH 的分泌量会随着年龄的增长而下降，到 30 岁以后便迅速下降，所以越接近中年，体态越臃肿，身材越不易保持，甚至变形。即使是保持 20 岁时的饮食习惯，体重仍难保持标准。

HGH 只有夜间睡眠时分泌，尤其是在入睡 90 分钟以后分泌最旺盛。人体在睡眠时，身体机能会趋于迟缓，但新陈代谢功能仍会持续进行，积存于体内的热量也能不断地燃烧，睡眠时消耗的能量当然就越多，所以睡觉能够瘦身是有道理的。

睡觉减肥是有规矩的：睡前 3 小时不能进食；刚吃饱后也不能马上做运动；同时不宜选择过于激烈的运动项目，可以做一做仰卧起坐及简易的伸展操，最好每天做 15 分钟以上。

当然睡眠瘦身还要和运动、休息、营养相配合，不要以瘦身为借口，躺在床上，从早睡到晚，从晚睡到早。

# 丰玉红

## 治疗单纯性肥胖症运用针灸疗法

丰玉红医师（山东省东营市利津县第二人民医院，邮编：257447）运用针灸疗法治疗单纯性肥胖，效果满意。

### 1. 诊断标准

正常成人标准体重(kg)＝[身高（cm）－100]×0.9。其中轻度肥胖超重 20％～30％，中度肥胖超重 30％～50％，重度肥胖超重 50％以上。

### 2. 辨证分型

可分为胃中蕴热型、肠燥便结型、湿困脾胃型、脾肾阳虚型。

### 3. 治疗方法

(1)针刺取穴：水分、中脘、大横（双）、天枢（双）、气海、石门及局部肥厚部分。

随证加减：胃中蕴热型配内庭、曲池、上巨虚；肠燥便结型配曲池、支沟；湿困脾胃型配三阴交、阴陵泉、丰隆；脾肾阳虚型配关元、足三里、太白。

操作方法：令患者仰卧，局部皮肤常规消毒，用 40～75 mm 毫针，局部肥厚部分用 75 mm 毫针向下斜刺，进针达一定深度。其他穴位常规刺法。气海、关元用补法，其他穴位平补平泻。腹部均用 TDP 照射。每隔 10 分钟行针 1 次，每次 30 分钟。隔日 1次，30 天为 1 个疗程。

穴解：大横、天枢、中脘、石门、足三里加快胃肠蠕动以促进脂肪分解；水分通利水道，促进水液代谢。刘完素《素问·玄机原病式》云："盖人之肥瘦，由气血虚实使之然，气为阳而主轻微，血为阴而主形体……故血实气虚则肥，气实血虚则瘦。"所以用阴陵泉、三阴交以健脾祛湿;关元、气海以益气,用手足阳明经穴可促进气血运行。

(2)耳穴取穴:脾、胃、三焦、内分泌、皮质下、交感、饥点。

随证加减:食欲过盛配口、神门;轻度浮肿者配肾、艇中。另外可根据肥胖突出的不同部位分别加配颈、腹、臀穴等。

操作方法:用王不留行籽贴压,以对压或直压强刺激手法按压,每次取一侧耳穴,双耳交替,3日一换,10次为1个疗程。若食欲过盛者,在饭前或有饥饿感时按压数分钟。

## 炒决明子茶治疗高血脂

【制法】①将500 g决明子放入铁锅中,以大火干炒,直到表面酥脆,散发香浓气味才改以中小火炒;②将决明子放入密封罐中,放包干燥剂,或放入冰箱中保存;③取10 g(约1汤匙)决明子放入保温杯,冲水400~500 ml,闷半小时后再喝。

【适合人群】①饮食油腻或应酬大餐后可饮用;②进食过快、过多或过油腻,出现胸闷、腹胀、眼睛昏花干涩或头痛的人;③大便燥结或有习惯性便秘的人。

【禁忌人群】①肠胃虚寒腹泻者不可大量饮用;②虚寒性便秘,出现手脚冰冷、胃口不佳兼有排便无力者,不可长期饮用决明子茶助排便,不然人会更虚。

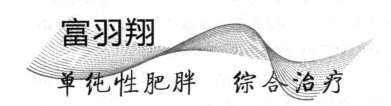

# 富羽翔
## 单纯性肥胖　综合治疗

富羽翔医师（哈尔滨市中医医院，邮编：150076）运用综合疗法治疗单纯性肥胖，疗效满意。

### 1. 诊断标准

肥胖的诊断标准：体重指数（BMI）＝体重（kg）/[身高（m）]$^2$。BMI 在 18.5～22.9 为正常范围；BMI>23 为超重；BMI 在 23～24.9 为肥胖前期；BMI 在 25～29.9 为 1 级肥胖；BMI>30 为 2 级肥胖。

成年人标准体重（kg）＝[身高（cm）－100]×0.9。体脂肪百分率测定（F%）：F%＝（4.905/$D$－4.50）×100；$D$ 为体密度。

肥胖度＝[（实测体重－标准体重）/标准体重]×100%，在计算值＋10% 内属正常范围，>10% 为超重，>20% 为肥胖，20%～30% 为轻度肥胖，30%～50% 为中度肥胖，>50% 为重度肥胖，>100% 为病态肥胖。

皮下脂肪测试：用专用脂肪测试器测试后背肩胛骨下面的皮下脂肪厚度，女性在 50 mm 以上为肥胖，男性在 40 mm 以上为肥胖。

### 2. 病因病机

富羽翔认为，肥胖的形成与先天禀赋、地理环境、过食肥甘、疏于劳作运动、七情过度、脾胃虚弱、痰饮水湿有关。肥胖症要辨明标本虚实，分清邪浊，本虚主要包括脾气虚和肾气虚，标实也就是指邪浊，包括痰、湿、郁、热。

### 3. 治疗方法

针灸操作：取 1.5 寸长美容针，前 3 天每日 1 次，接下来后隔日 1 次，每次留针 30

分钟,针 13 次为 1 个疗程,采用腹部 10 针法。

配穴:脾胃湿阻型针阴陵泉、丰隆、足三里、三阴交;胃腹蕴热型可选胃俞、内庭、曲池、足三里等穴;小肠实热型针小海、曲池、前谷、下巨虚;肠燥便结者针曲池、内庭、上巨虚、二间;肝气郁结型针太冲、期门、内关、支沟、三阴交。

饮食控制:早餐以鱼、鸡肉、牛奶、鸡蛋为主,总量＜250 g;中餐以蔬菜为主,总量＜200 g;晚餐以黄瓜为主,其他食量＜100 g。

---

### "三高人群"宜喝的两种粥

"三高"症状:血压高、血糖高、血脂高,脑袋大、脖子粗。

(1)薏仁山楂粥:选薏仁 100 g,放在适量水中熬熟。然后选山楂 6 枚,洗净后去核,切成块后放入粥中再熬 5 分钟即熟。每天早、晚坚持喝一小碗。此粥可消积散瘀、降脂、利湿,非常适合"三高"人群。

(2)冬瓜粥:选鲜冬瓜 100 g 或者冬瓜籽 15 g、大米 100 g、生薏仁 50 g。做这道粥时,如果用鲜冬瓜,只要将瓜皮上的白霜洗掉就行了,不要把皮给切掉。煮汤的时候,把冬瓜连皮切成薄片,大米淘净,加上适量的水煮成粥即可。根据自己的口味稍加点盐。这道粥具有清热解毒、利湿消肿的作用。每天中午或晚上坚持喝一小碗。

"三高"是诱发很多疾病的元凶,尤其是中老年人,是"三高"的频发人群,平时多喝这两款粥,"三高"也会慢慢低下来。

# 高洪生
## 针刺治疗单纯性肥胖

高洪生医师采用针刺治疗肥胖症，效果满意。

### 1. 治疗原则

泻其有余，补其不足。

### 2. 治疗方法

（1）针刺取穴：胃热易饥型取天枢、足三里、内庭；痰湿内盛型取中脘、丰隆、内关、公孙；脾虚水停型取气海、水分、三阴交、阴陵泉；脾肺气虚型取列缺、太渊、太白、合谷。

操作方法：穴位常规消毒后，用1.5～3寸毫针快速刺入，根据肥胖者的虚实情况施以提插捻转补泻手法，以补虚泻实。得气后主穴接 G6805 型电针机治疗仪，采用连续波，频率80～120次/分，电流强度以肌肉抽动、病人感到舒适为度。留针30分钟，一般隔日治疗1次，10次为1个疗程。

局部取穴：在脂肪堆积过多处取阿是穴。

（2）耳穴：取神门、大肠、胃、内分泌、饥点、口、肺、食管。

操作方法：用75％乙醇常规消毒耳廓，将王不留行籽置于0.5 cm×0.5 cm 胶布上，贴于上述穴位，每次全部穴位均贴。嘱患者于饭前30分钟按压诸穴3～5分钟，以耳穴处发热为度，每3天更换一次。

【典型病案】 陈某，女，31岁，服务员，1998年4月3日就诊。患者产后开始发胖，近2年加重，伴胸闷、气短乏力，活动加重，大便干结，舌红、苔黄腻，脉弦滑。身高162 cm，体重78 kg，腹围106 cm，血压18/11 kPa。临床诊断为单纯性肥胖症（肥胖度：1级），超过标准体重42％，体重指数30.5。辨证属痰湿内盛型。治疗：针刺主穴中脘、内关、公孙、丰隆，加刺腹部脐周阿是穴，均用泻法，得气后接通 G6805 电针仪，通电30

分钟。取双侧耳穴压王不留行籽。患者经过1个疗程减肥治疗后无不良感觉,自觉胸闷、气短明显减轻,大便正常,日行1次,舌红、苔微黄,脉沉。体重减轻5.8 kg,腹围缩小9 cm。半年后随访体重、腹围未反弹。

## 降脂减肥药膳两则

(1)鲜拌莴苣

原料:莴苣250 g,食盐、料酒各适量,味精少许。

制法:将莴苣剥皮洗净,切成细丝,加入食盐适量,搅拌均匀后去汁,再把调料放入拌匀即可。

功效:此菜具有健脾利尿的作用,可消肿减肥。

(2)盐渍三皮条

原料:西瓜皮200 g,冬瓜皮300 g,黄瓜皮400 g,食盐、味精、素油各适量。

制法:把西瓜皮的外皮除去洗净,冬瓜皮去外皮绒毛后洗净,把黄瓜去瓤后冲洗净,分别用不同的火候煮熟,切成长方形条状(长4 cm、宽1 cm),用旺火加素油略煸一下放入容器内用食盐腌12小时,再撒入味精即可食用。

功效:具有利尿、畅通三焦的作用,通过健脾利湿以达到轻身的作用。

# 古丽米娜

## 单纯性肥胖 腹针治疗

古丽米娜医师（新疆克拉玛依市中心医院针灸科，邮编：834000）运用腹针治疗单纯性肥胖，效果满意。

### 1. 诊断标准

标准体重（成人）(kg)＝[身高(cm)－100]×0.9。肥胖度(％)＝[（现体重－标准体重)/标准体重]×100，从 20％起，每增加 10％为Ⅰ度，20％～30％为Ⅰ度肥胖，30％～40％为Ⅱ度肥胖，40％～50％为Ⅲ度肥胖，50％以上为Ⅳ度肥胖。

### 2. 治疗方法

取穴：中脘、天枢、气海、水分、关元、梁门、滑肉门、外陵、腹结、大横。

操作：取 1.5 寸不锈钢毫针，一般使用 60 mm 长度的针具，针刺时局部憋胀、疼痛或短距离无规律的感传较多见。15 天为 1 个疗程，每日 1 次，每次 30 分钟，每 10 分钟行针 1 次。

注意事项：注意腹针手法，腹部进针时首先要避开毛孔、血管，施术要轻、缓。如针尖抵达预计的深度时，一般采用只捻转不提插或轻捻转、慢提插的手法。施术时一般采用三步法及候气、行气、催气手法。

【典型病案】 马某，女，40 岁，干部，2002 年 3 月 25 日初诊。病史：身体肥胖 7 年，食欲旺盛，饮食量大，曾采用药物减肥，约减 4 kg 停药后却反弹，比减肥前更重。现患者体重 80 kg（身高 168 cm），睡眠佳，大便干结，舌胖苔白，边有齿痕，脉沉滑。诊断：Ⅱ度肥胖。治以腹针取穴。在治疗期间患者食欲降低，大便通畅，每日 1～2 次，精力充沛，1 个疗程后体重下降 13 kg，2 个疗程后体重降至 61 kg。

【按语】 古丽米娜认为：人之先天，从无形的精气到胚胎的形成，完全依赖于神阙系统,以神阙为轴心的大腹部不仅有一个已知的与全身气血运行相关的循环系统,而且还拥有一个被人们所忽略的全身高级调控系统,可调节内分泌、神经系统、新陈代谢等。腹针治疗能改善患者的机体能力,从而达到减肥的效果。

## 如何快减大腿上的赘肉

怎么减大腿上的赘肉呢?两腿并拢,平躺在床上,把脚抬起 10 cm,抬得太高,重心变了反而没效果。坚持住,坚持到不能再坚持了,就把腿放下来。大腿会觉得酸,这就说明脂肪在向肌肉转化,臀部和大腿的肉也就跟着减了。一边跷腿的时候一边数数,一开始可能还没数到 10 就累得不行了。做的时间久了,逐渐就能增加到 30 cm、50 cm。按这个方法坚持练习,你就会越来越轻松。臀部就不单单是减了,而且会形成漂亮的翘臀。

# 黄皖生

## 儿童单纯性肥胖
## 耳穴贴压与按摩合用

黄皖生医师（广东省化州市人民医院，邮编：525100）运用耳穴贴压与按摩合用治疗儿童单纯性肥胖，效果满意。

### 1. 治疗原则

实者泻之，虚者补之，瘀者消之。

### 2. 辨证分型

（1）脾胃俱旺型：症见体质肥胖，肌肉坚实，食欲亢进，面色红润，畏热多汗，腹胀便秘，舌质正常或偏红、苔薄黄，脉滑数。

（2）肝郁气滞型：症见形体肥胖，右胁不适，口苦口干，食欲亢进，脘腹胀满，心烦易怒，夜啼多梦，舌红苔黄，脉弦数。

（3）脾虚湿盛型：症见虚胖，疲乏无力，肢体困重，尿少，纳差，腹满，脉缓沉，舌苔腻、舌质淡红。

### 3. 治疗方法

常规按摩：推5～7遍，医者手掌自患儿大椎沿脊柱两侧向下推，推毕后揉按两侧肾俞、脾俞各50次；摩腹100次，医者用手掌顺时针方向摩腹，然后用两手拇指自患儿剑突处沿两肋下分推50次；推按承山100次，医者用拇指向下推按两侧承山至足跟部。每日按摩1次。

穴位加减：（1）脾胃俱旺型，加清大肠、通六腑、清胃经各100次，按揉天枢、曲池、三阴交、合谷各50次。

(2)肝郁气滞型,加清肝经,拿肩井,按揉太冲、三阴交各50次。

(3)脾虚湿盛型,加运脾土,运八卦,揉按天枢、上巨虚、公孙、足三里各50次。

**耳穴:**每次取单侧耳穴,双侧耳穴交替使用,贴耳穴前将探针于穴区按压寻找准确痛点,将贴有磁珠的胶布固定于耳穴,每日按压3~5次,每次约5分钟,3日更换1次。

(1)脾胃俱旺型:选择饥点、大肠、小肠、胃、心、交感。

(2)肝郁气滞型:选择口、肝、胆、神门、皮质下、内分泌。

(3)脾虚湿盛型:选择脾、饥点、胃、膀胱、肾、三焦、肺、皮质下。

**【按语】** 黄皖生认为,肥胖病多为本虚标实,按中医"实者泻之,虚者补之,瘀者消之"的治则,采用手法减肥,以指代针,从外治内,刺激穴位,激发经气,活血化瘀。施治时通过足太阳膀胱经的背部推脊、捏提相应背俞穴刺激,再配合摩腹循经传导,以推按承山疏通经脉而发挥作用,改善代谢功能,从而达到减肥目的。

---

### 如何快减腰腹部的赘肉

很多女同志对肚子上的游泳圈很是头疼。怎么减呢? 就是揉腹。揉腹的时候,先在整个下腹顺时针、逆时针各揉100下,再在上腹部左右各搓擦100下。在搓擦以前,你可以拿皮尺量一下自己的腰围,如果每天坚持,2周以后你再量一下,基本能减3~4 cm。做100下有时候很累,所以,最好先向左搓擦25下,再向右搓擦25下,再重复相同的动作,直到做完100下。这样的话,把动作分解了,胳膊就不至于那么累。当然,在搓擦的过程中,胳膊有一些酸痛也是正常的事,说明胳膊上的脂肪也正在减少。坚持下去,就能既减腹部又减胳膊了,可以说是一箭双雕。

# 姜美香

## 治疗肥胖症　针灸与推拿并用

肥胖症是一种生活方式性疾病，姜美香医师（山东省青钢医院，邮编：266043）运用针灸与推拿并用治疗，效果满意。

### 1. 辨证分型

分为虚实夹杂型、实证型、虚证型。

### 2. 治疗原则

温补脾肾，化痰利湿，泻热活血，调畅气机。

### 3. 治疗方法

(1)虚实夹杂型：耳穴气海、关元、中脘、足三里（双）、天枢（双）、阴陵泉（双）、三阴交（双）。水湿内停加水分、水道、地机；脾肾两虚加脾俞（双）、肾俞（双）。

推拿手法：擦八髎、擦肾俞、擦命门至热，捏脊、摩腹、抖腹以消脂。

耳穴取穴：脾、肾、甲状腺、内分泌、三焦、脑垂体。

(2)实证型：取穴中脘、水分、天枢（双）、曲池（双）、足三里（双）。胃肠实热纳佳加内庭（双）、合谷（双）；肝郁气结痰阻加内庭（双）、丰隆（双）等穴。

推拿手法：摩腹法采用顺时针摩腹以通腑导滞，推下七节骨300～500次，擦胁肋，指振中脘，振腹以排脂。

耳穴取穴：肺、大肠、饥点、内分泌、三焦、食管等。

(3)虚证型：气海、关元、中脘、足三里（双）、天枢（双）、阴陵泉（双）、三阴交（双）。水湿内停加水分、水道、地机；脾肾两虚加脾俞（双）、肾俞（双）。

推拿手法：擦八髎、擦肾俞、擦命门至热，捏脊、摩腹、抖腹以消脂。

耳穴取穴:脾、肾、甲状腺、内分泌、三焦、脑垂体。

针灸操作:常规消毒、取穴,行针得气后留针 20~40 分钟,每日 1 次,12 次为 1 个疗程,停 6 天后行第二疗程,根据情况第二疗程可隔日针 1 次。中间不需行针,只留针候气即可。

推拿操作:起针后令患者俯卧位,医者立患者一侧,捏脊 3~5 遍以激发经气,按揉双足三里 2 分钟,摩腹 5 分钟。每日 1 次,每次 15 分钟,12 次为 1 个疗程,停 6 天再行第二疗程。

耳穴操作:用针灸针柄在所选耳穴区域内寻找阳性敏感点,每次取 4~6 个穴位,常规耳部皮肤消毒后,用事先准备好的带王不留行籽或草决明的胶布固定在所取的穴位上,3~5 天换一次,双耳交替,10 次为 1 个疗程。并嘱患者每日三餐前逐一按压每穴 1 分钟,以酸胀痛能耐受为度。

【按语】 姜美香认为针刺取穴以任督二脉、脾胃经、肝胆经为主随证加减。足三里、内庭等均能抑制亢进的食欲,提高代谢率;水分、水道、中枢等均能行气利湿通便。推拿疗法的摩法、擦法、振法能温阳利湿消脂,捏脊能提高人体免疫力,增强抗病能力。配合耳压法以弥补日针刺 1 次的不足,可持续刺激相应的穴位,调整人体内分泌的紊乱而达阴阳平衡。针推配合耳压疗法能主动改善机体的免疫功能,且重在调整中枢神经系统的控制作用,一方面抑制亢进的食欲,减少能量的摄入;另一方面提高代谢率,加速体内脂肪的分解。

## 祛除湿邪的食疗佳品——海带

功效分析:海带中镁、钾等矿物质含量高,可加速水分代谢。尤其镁是启动水分代谢的重要因子,对抗浮肿不可缺乏。

食用方法:煮熟凉拌即可。海带富含膳食纤维,凉拌后适合减肥者食用。

# 李洪玲

## 儿童单纯性肥胖
## 行为矫正合用推拿

李洪玲医师（郑州大学第三附属医院儿科，邮编：450052）运用中医循经推拿和行为矫正治疗儿童单纯性肥胖症，效果满意。

### 1. 诊断标准

按身高和体重值超出标准体重 20％以上者可确诊。肥胖度＝（实际体重－标准体重)/标准体重×100％。

### 2. 病因病机

根本内因是脾虚失运，外因为饮食不节，嗜食肥甘厚味损伤脾胃，同时又有湿邪困脾而加重脾虚失运，虽胃能受纳而脾不能运化，致清气不升、浊气不降，痰湿脂浊壅塞于体内，脘腹气滞。

### 3. 治疗方法

（1）循经推拿治疗法：在患者身上循背部督脉两侧夹脊穴和足阳明胃经上穴位进行按摩，并对胃俞、脾俞、肾俞、上脘、中脘、下脘等重点穴位进行刺激，每天 30 分钟。

（2）行为矫正疗法：以问卷了解肥胖儿童及其家长心理状况，制订个体治疗计划，推拿治疗时以对话方式实施。

（3）饮食运动处方：在中医治疗的基础上，为患者配带能量监测仪，测定全天消耗的能量，制定饮食处方，并以自己的饮食习惯为基础，以饮食处方为指导，逐步调整。30 天为 1 个疗程。

# 李伟红

## 治肥胖  腕踝针
## 加耳穴贴压磁珠

李伟红医师运用腕踝针加耳穴贴压磁珠治疗肥胖病，效果满意。

## 1. 诊断标准

肥胖程度:按身高体重指数{体重(kg)/[身高(m)]²}划分,25.0~29.9 属轻度肥胖;30~40 属中度肥胖;＞40 属重度肥胖。

## 2. 治疗方法

(1)取穴:腕踝针　内踝以上约三横指,靠跟腱内缘。耳穴:主穴取神门、脾、肺、胃、大肠、直肠下段、脑点;配穴可随证选用,如内分泌失调加内分泌,肝火旺加肝,还可根据多余脂肪分布部位加臀、腹、面颊等。

(2)操作:腕踝针选用直径 0.25 mm、长 25 mm 的毫针,选准内踝以上约三横指,靠跟腱内缘进针点后,局部常规无菌操作,针尖向上沿皮下刺入,进针角度 30°,要求无酸麻重胀等针感,留针 30 分钟;耳针选准穴位后,局部常规无菌操作,将磁珠用胶布贴于患者一侧耳廓的穴位上,以手按压穴位,使局部有痛、胀、热感,向其他部位传导者,疗效更佳。每日按压 3~4 次,每次 2~3 分钟,使局部有热感为宜。腕踝针隔日 1 次;耳穴隔日换贴 1 次,双耳交替。10 次为 1 个疗程。治疗期间正常饮食,停用其他减肥药物。

(3)穴解:肥胖多与胃肠腑热、脾胃气虚有关,故取耳穴脾、胃、大肠、直肠下段能促进胃肠蠕动,肺与大肠相表里,取之辅以通便;取神门、脑点以调节大脑皮质兴奋性,加强减肥效力,耳穴压磁珠起到耳针、磁疗双重作用。

【典型病案】　张某,女,21 岁,未婚,1999 年 5 月 11 日初诊。就诊时体重 60 kg,身高体重指数 26.3,轻度肥胖。2 年前突然发胖,体重 1 个月内增加 7.5 kg。曾节食并服用"更娇丽"减肥茶无效。腕踝针针刺内踝以上约三横指,靠跟腱内缘;耳穴贴压磁珠取神门、脾、肺、胃、大肠、直肠下段、脑点、臀,嘱每日自行按压耳穴数次。2 天后复诊,体重已减少 1 kg;3 次治疗后,体重减少 2.5 kg。1 个疗程后,体重减少 4.5 kg,身高体重指数为 24.3,体形恢复正常。

【按语】　李伟红认为腕踝针是针刺腕部和踝部相应点治疗不同病症的一种针刺疗法。具体取法是以人体横膈线为界,横膈线以上病症选腕部进针点,横膈线以下病症选踝部进针点。肥胖者脂肪分布多以下腹部及腰臀部为主,按腕踝针定位方法故取双下踝部。现代研究发现,针灸可以使单纯性肥胖患者的糖代谢和糖调激素均恢复正常水平;可以提高交感神经兴奋性,通过多种活性物质、多种代谢途径的综合作用,使神经、内分泌和物质代谢恢复正常,从而达到减肥效应,使病态机体得到康复。

### 偏气虚体质肥胖人群宜选用的减肥茶饮

　　此类人群容易胸闷、肚子发胀,虽然吃的不多,体重不减却反增,情绪起伏不定,多见于女性,严重者可有月经失调。

　　(1)陈皮:味苦、辛,性温,善于理气,又能燥湿化痰,用于胸脘胀满,饮食停滞。

　　(2)玫瑰花:味甘、微苦,性温,可以疏肝理气、活血化瘀,用于肝气郁结所致的胸胁满闷、脘腹胀痛,还有美容祛斑的功效。

# 梁国新

## 综合治疗儿童肥胖

梁国新医师(广州市儿童医院内分泌科,邮编:510120)运用综合方法治疗儿童单纯性肥胖症,效果满意。

### 1. 诊断标准

根据0～6岁儿童身高、体重参考值及评价标准,按身高和体重值超出标准体重20%以上者可确诊。肥胖度=(实际体重-标准体重)/标准体重×100%。

### 2. 治疗方案

(1)饮食调整:由营养师根据每一个肥胖儿童既往饮食情况及治疗要求制定饮食调整方案。原则是在满足生理热卡需要前提下逐渐减少热量供给,又不引起饥饿感为度,并根据儿童饮食特点在三正餐以外增加二餐水果餐。正餐则根据个人口味按热卡分配制备。就餐期间专人监督、指导饮食行为。

(2)运动处方:运动量以逐渐递增达设计要求为原则,每天上、下午各安排一节中等强度训练时间,每次15～30分钟。上午安排在体能调节室进行,在专业平跑机、磁控单车、登高机上进行有氧训练。下午安排一套徒手运动操训练,内容包括脚尖走、高抬腿跑、仰卧起坐、俯卧撑等。为适应运动要求,每天运动前后再安排一节垫上柔软体操(15分钟/次),其余时间让肥胖儿童自由选择活动形式(乒乓球、跳绳、爬楼梯、踢毽、篮球等)。

(3)生活安排与健康教育:住院期间尽量引导肥胖儿童生活自理,如洗澡、洗衣等,控制看电视、玩游戏机时间,发放宣教资料,教会患儿写行为日记,定期组织肥胖儿童及家长座谈。

# 龙志江

## 治疗单纯性肥胖
## 穴位埋线与耳压合用

龙志江医师（湖南中医学院第一附属医院，邮编：410007）运用穴位埋线加耳压疗法治疗单纯性肥胖，效果满意。

### 1. 诊断标准

标准体重的计算方法是：［身高（cm）－100］×0.9。轻度肥胖，超过标准体重的20％～30％；中度肥胖，超过标准体重的31％～50％；重度肥胖，超过标准体重的51％。体重指数：$BMI＝体重（kg）/［身高（m）］^2$，国际生命科学会认为中国人 BMI 在 18.5～23.9 为适宜范围，24.0～25.3 为超重，25.3～27.4 为轻度肥胖，27.5～31.6 为中度肥胖，＞31.6 为重度肥胖。

### 2. 病因病机

龙志江认为单纯性肥胖症的直接原因为"饮食不节，人多于出"，导致脂肪在体内堆积，其内因多为脏腑功能失调。李东垣认为"脾胃旺"的人能食而肥，《丹溪心法》进一步指出肥人多痰。

### 3. 治疗原则

调理脾胃，升清降浊。

### 4. 治疗方法

埋线取穴：天枢、大横水分、丰隆、中脘、梁门、带脉、阴陵泉、水道、梁丘、上巨虚、阿是穴。

耳压穴：神门、内分泌、饥点、肝、脾、胃、直肠下段、三焦。

穴解:天枢、大横可疏调肠腑,理气通便;丰隆可化痰浊降血脂;水分为任脉腧穴,功擅分清泌浊,温运水湿;中脘、水道可和胃化湿;带脉、阿是穴诸穴合用,共奏健脾利湿、化痰和中、化脂降浊之功,从而达到减肥强身的目的。

操作方法:将 0 号羊肠线剪成 1.5~1.8 cm 长若干段,浸泡于盛有 0.9%生理盐水的弯盘中。暴露穴位并用甲紫定位后,穴位处常规消毒,用 1%利多卡因表皮局麻,将一段羊肠线放在穿刺针内前端,沿局麻针孔刺入,快速刺入穴位内,得气后边推针芯边退针管,将羊肠线留在穴内,查看针孔处无暴露羊肠线后用创可贴护孔。每 15 天埋线一次,每次选 1 组穴位,3 次为 1 个疗程。

耳压法:将王不留行籽固定在胶布上,剪成 0.6~0.8 cm 大小,然后粘贴在相应耳穴上,每天按压 3~4 次,每次按压 2~3 分钟,两耳交替进行,5 天交换一次,至埋线疗程结束。

【按语】 龙志江认为"耳者中脉之所聚也",通过按压耳穴,可调整人体脏腑的生理功能。临床上绝大多数患者在进食前或饥饿时按压耳穴,可减轻饥饿感,抑制人体脾胃的消化功能,并对神经内分泌及代谢具有调整作用。实践证实,耳穴减肥是一种方法简单、行之有效的减肥方法,与穴位埋线合用可加强疗效。

## 利水轻身方一则

菊苣适量,雏鸽 1 只,清汤、料酒、生姜、葱、味精、精盐各适量。将菊苣煮水待用。将雏鸽宰杀后去毛及内脏,洗净,剁为 4 块,然后入开水中余透捞出备用。姜、葱洗净切片、段。将鸽肉块放在盘中,再放上菊苣水、姜、葱、料酒,加入清汤适量,蒸熟后去姜、葱,调入味精、精盐即成。可清肝利胆,健胃消食,利水轻身。

# 孙岚云
## 治疗单纯性肥胖
## 针刺与耳穴按压

肥胖不仅仅影响人的体形美观，更主要的是它可以引发冠心病、高血压病、糖尿病等多种疾病。孙岚云医师（天津市中医医院，邮编：300140）运用针刺配合耳穴按压治疗该病，效果满意。

### 1. 病因病机

孙岚云认为单纯性肥胖症主要是机体内热量摄入大于消耗，造成脂肪在体内积聚过多，导致体重超常。该病或由先天脾虚，或饮食伤脾，或久病伤脾，致使脾胃功能失调，湿邪内聚为患所致。湿为阴邪，易伤阳气，气虚无力推动血液运行而瘀滞。刘完素《素问·玄机原病式》云："盖人之肥瘦，由气血虚实使之然，气主阳而主轻微，血为阴而主形体……故血实气虚则肥，气实血虚则瘦。"

### 2. 治疗原则

健脾祛湿，益气活血。

### 3. 治疗方法

耳穴：双神门、便秘点、大肠、小肠、脾、胃、胆、内分泌、皮质下。

手法：以 5 mm×5 mm 的胶布将王不留行籽固定在如上耳穴穴位上，每天按压 6 次，每穴按压 1 分钟，4 天更换一次。

针刺：双阴陵泉、三阴交、足三里、血海、天枢、带脉、气海、中脘。

手法：阴陵泉用泻法，气海用补法，余穴均用平补平泻手法，交替选用手足阳明经穴。隔日针 1 次，留针 20 分钟，30 天为 1 个疗程。

穴解:选择双阴陵泉、三阴交以健脾祛湿;气海以益气;血海以活血;足三里、天枢、中脘加快胃肠运动以驱除湿邪;带脉为减腹围的要穴;交替选用手足阳明经穴,可促进气血运行。

## 一分钟大腿瘦身操

(1)瘦整个大腿

以立正的姿势站着,两手放在身体两侧,弯曲膝盖,两手碰触脚趾(此时不要太用力)。诀窍在于不弯曲背部肌肉,只弯曲膝盖,再轻轻回到原来的姿势。这个动作大约为 3 秒,刚开始做的时候,以 10 秒钟做 3 次为目标,习惯后再加速。

(2)瘦大腿内侧

从立正的姿势开始,将右脚向前跨一步,轻弯膝盖,两手叉在腰上。跳起的同时左右脚互换(此时注意背部要挺直),边数一二边跳起来两脚互换。刚开始做的时候以 10 秒钟做 10 次为目标,习惯后再加快速度。

(3)瘦大腿外侧

以立正的姿势站着,右脚伸直向右抬起,同时左手伸直向左抬起。此时,注意身体的平衡。诀窍在于腿部要使劲。轻轻回到原来的姿势,另外一侧同样做一遍。这个动作大约为 2 秒。刚开始做的时候,以 10 秒钟做 5 次为目标,习惯后再加快速度。

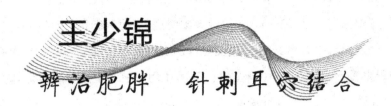

# 王少锦

## 辨治肥胖　针刺耳穴结合

王少锦医师（河北医科大学中医学院，邮编：050091）以针刺结合耳穴辨证治疗单纯性肥胖，疗效满意。

### 1. 病因病机

中医学称单纯性肥胖症的患者为"肥人"，古典医籍中有"肥者令人内热"、"肥人之病，皆因脾湿致生胃痰"的记载。

### 2. 辨证分型

(1)湿困脾胃型：体态肥胖，肌肉松弛，嗜睡身重，腹胀食少，痰多便溏，舌质淡胖，苔白腻，脉沉或濡。

(2)胃中蕴热型：体态肥胖，肌肉结实，食欲亢进，口干欲饮，面色红润，舌质红，苔黄腻，脉滑数有力。

(3)肠燥便结型：体态肥胖，脘腹胀满，大便秘结，数日一行，口干口臭，舌质红，苔黄燥，脉弦滑。

(4)脾肾阳虚型：体态肥胖，肌肉松弛，畏寒懒动，面浮肢肿，腰膝酸软，舌质淡有齿痕，苔白，脉沉细。

### 3. 治疗方法

取穴：天枢、关元、足三里、丰隆、三阴交等，均取双侧。

耳穴：内分泌、大肠、三焦、脑点。

配穴：湿困脾胃型体穴配中脘、水分等；耳穴配脾、肾。

胃中蕴热型体穴配内庭、曲池、上巨虚；耳穴配饥点、肺。

肠燥便结型体穴配曲池、支沟;耳穴配肺、直肠下段。

脾肾阳虚型体穴配脾俞、肾俞、太白,可配合用灸法;耳穴配脾、肾。

穴解:其中主穴天枢、足三里、丰隆疏导阳明经气,通调肠胃,健运脾胃,化痰利湿;关元调理下焦,助气化而利水湿;三阴交健脾而利湿。耳穴内分泌、三焦、大肠、脑点等有较好的调整胃肠、调整内分泌及全身代谢的作用。配穴中湿困脾胃者体穴配中脘、水分,耳穴配脾、肾,取其加强健脾益胃化湿作用;胃中蕴热者体穴配内庭、曲池、上巨虚,耳穴配饥点、肺,则可使清胃泻热之功益增;肠燥便结者体穴配曲池、支沟,耳穴配肺、直肠下段,有通便除胀之效;脾肾阳虚者体穴配脾俞、肾俞、太白,可配合用灸法,耳穴配脾、肾,意在温运脾肾化湿。

操作方法:令患者仰卧,局部皮肤常规消毒,用1.5~3寸(29~30号)毫针针刺,手针提插捻转取得针感后,行针2~3分钟,然后接通 G6805-B 型电针仪,选择频率为100 Hz疏密波,留针30分钟,隔日针灸1次,10次为1个疗程。20天后观察疗效,疗效不佳者,休息3日,继续第二疗程治疗。耳穴用单侧,行耳穴贴压方法,嘱病人于餐前30分钟按压耳穴3~5分钟,以酸痛为宜。每5天换一次,4次为1个疗程。针刺治疗时间宜于饭后1小时进行。

注意事项:王少锦认为针刺治疗期间,不要求患者刻意节制饮食,但应对饮食结构进行调节,如三餐要有规律,减少脂肪的摄入量,提倡高纤维素饮食,食欲减退后,不宜多食;强化体力训练,增加脂肪的消耗,每日保持不少于30分钟的运动。

## 瑜伽帮你美腿瘦臀

(1)成跪姿,吸气单腿向后伸,并抬起头和颈部。

(2)呼气低头,腿向前滑动并去接近额头,注意保持身体平衡。

(3)换另一侧腿重复此动作,一侧重复5次以上。

功效:健美背部,修长双腿,缓解腰骶椎疼痛,锻炼大腿后侧及臀部。

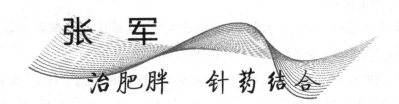

张 军

治肥胖　针药结合

张军医师（贵阳中医学院第二附属医院针灸科，邮编：550003）针药并用治疗肥胖症，疗效满意。

### 1. 病因病机

张军认为肥胖形成的原因主要与过食肥甘厚味及先天禀赋、遗传体质有关，此外与运动、年龄、性别、地域等亦有关系。其病机主要与脾胃之气的盛衰有关。正如《脾胃论》所言："脾胃俱旺，则能食而肥，脾胃俱虚，则不能食而瘦或少食而肥，虽肥而四肢不举。"

### 2. 治疗原则

健脾养阴为主，全面调节脏腑功能。

### 3. 治疗方法

(1)耳针：选内分泌、皮质下、脾、胃、足三里、饥点、交感，相应肥胖部位(腰、腹、臀等)。

操作方法：王不留行籽贴压单侧耳穴，两耳交替使用，2～3 天更换一次药籽，于餐前、餐后 15 分钟各按压一次，10 天为 1 个疗程，连续 3 个疗程。

(2)体针：选穴以肥胖局部为主，行围刺手法，平补平泻，每日 1 次，留针 30 分钟，10 天为 1 个疗程，连续 3 个疗程。

(3)中药方剂：茯苓 20 g，白术 20 g，党参 15 g，酒黄精 20 g，当归 12 g，丹参 10 g，柴胡 10 g，太子参 40 g，生晒参 6 g，茵陈 18 g，玄胡 15 g，黄芪 20 g，熟地 20 g，泽泻 12 g，虎杖 15 g 等。

第三部分　名中医外治疗法消肥胖

服药方法:每日 1 剂,水煎 450 ml,每日三餐后 30 分钟后各服 150 ml,10 天为 1 个疗程,连续服用 30 天。

方解:山药、柴胡、生晒参、太子参、茯苓、茵陈等组成复方,健脾养阴、补益肝肾、通调脏腑,抑制亢进的胃肠蠕动和消化吸收,从而健身减肥。

【典型病案】 谈某,女性,32 岁。患单纯性肥胖症 8 年,身高 1.62 m,体重 82 kg,体重指数(BMI)31.25,为肥胖Ⅱ度。腰围 108 cm,臀围 67 cm。空腹胰岛素 27 mU/L,TG 1.82 mmol/L,TC 6.89 mmol/L,HDL-C 1.05 mmol/L,LDL-C 32 mmol/L。伴头晕、气短乏力、口干口苦、便秘,舌质红、苔白腻,脉滑微数。治疗方法如前所述。3 个疗程后,体重降为 61 kg,体重指数(BMI)为 23.24,腰围 96 cm,臀围 54.5 cm,生化指标均降至正常范围内,伴随症状均消失,舌质淡红,苔薄白,脉细。随访 6 个月病情稳定,未见反弹。

**经络穴位减肥按摩法**

(1)按摩足三里、肝俞、脾俞、胃俞、肾俞、大肠俞等,以 3～5 分钟为宜。

(2)在足内侧由上而下做擦法,动作由慢到快,3～5 分钟为宜。

(3)点揉三阴交穴 1～2 分钟。

(4)拍打全身上下减肥法,以 10 分钟为宜(腹部拍打以轻缓为主)。

(5)抖动减肥法,取站位,以手臂带动腰、肘乃至全身抖动,10 分钟为宜。

# 张伏炎
## 治疗肥胖用针灸验案

张伏炎医师以针灸治疗肥胖症，疗效满意，现介绍如下。

### 1. 病因病机

肥胖症大都由脾气虚、痰湿聚、瘀脂凝所致。

### 2. 治疗原则

以健脾胃、化痰浊为主。

### 3. 治疗方法

(1)取穴：梁丘、丰隆、阳陵泉。

操作方法：每日选一侧，两侧交替。进针得气后用大幅度、重提插之泻法，使患者产生强烈针感。然后针柄接 G6805 型电针仪，用连续波刺激，电流量以患者能耐受为度，20 分钟后起针。每日 1 次。

(2)耳穴：贴压取穴为内分泌、皮质下、神门、胃、食管；若高血压加降压沟，嗜睡神门。

操作方法：每日取一侧，两侧交替。贴压前先用针柄在各耳穴四周按压，寻找痛、麻、胀敏感点，然后将王不留行籽置于穴上，用纸胶布贴压，嘱患者每日在餐前和睡觉前后按压 5 次以上，每次按压使有酸胀感为度。

(3)穴解：梁丘穴为足阳明胃经的郄穴，是胃经气血汇聚之处；据报道，针刺后对胃蠕动起抑制作用，还能抑制胃酸分泌；丰隆为足阳明胃经的络穴，是助脾运化痰湿的要穴；阳陵泉为足少阳胆经之合穴，为清利肝胆湿浊要穴。耳穴的选择亦是以调理脾胃功能、调节内分泌机能和全身体液代谢为主。

### 4. 注意事项

体针和耳穴贴压均以 10 日为 1 个疗程,间歇 1 星期后再行第二疗程,共治疗观察 3 个疗程。

【典型病案】 莫尼卡,女,40 岁,巴西人,1998 年 7 月 11 日初诊。身高 175 cm,体重 125 kg,平素多食易饥,喜饮甜味,产后 3 年来体重增加了 30 kg。为了减肥,平日外出步行,参加游泳并每晨练太极拳,但减肥效果不明显。在法国时,听说针灸种种神效,遂要求针灸减肥,经用上法治疗 3 个疗程,体重下降 8 kg,甚喜,并介绍他人来诊。

---

**随时瘦身操**

请你把脚打开和双肩同宽。然后,把右脚抬起大约 45°,维持 6 秒钟。双手自然地放着。双脚轮流进行 15～20 次,此运动可以帮你提臀。

把左脚往前踏一步,右脚不动,左右轮流 15 次,每次停 16 秒,这样可以帮你减少大腿内侧肥肉。

双手叉腰,一只脚抬高到腹部的位置,往前伸展,维持 5 秒左右,双脚轮流各 15 次,也有提臀的功用。

将身体面对墙壁,然后用右手把右脚抬起来停留 5 秒,将左手按在墙上。换左脚做。大约 5 次,可以让大腿少肥肉、更结实。

---

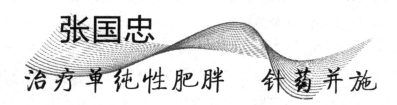

# 张国忠
## 治疗单纯性肥胖　针药并施

张国忠医师（甘肃武威市中医医院，邮编：733000）运用针药并施治疗肥胖症，疗效满意。

### 1. 临床表现

患者多畏热、多汗、口渴多饮、呼吸短促、容易疲乏、不能耐受较重的体力劳动，常伴有头晕、头痛、心悸、腹胀、下肢轻度浮肿等。极度肥胖者可产生肺泡换气不足，出现缺氧及二氧化碳潴留、嗜睡，严重时导致心肺功能衰竭。

### 2. 病因病机

单纯性肥胖症以脾虚为主，中医将其归于"痰浊湿重"之类。因为脾的主要生理功能是主运化、升清。《内经》曰："饮入于胃，游溢精气，上输于脾，脾气散精，上归于肺。"若脾运化水谷、水液功能减退，则机体消化吸收失常，导致水谷在体内停滞，不能化生为人体所需要的精微物质，而产生痰、湿、饮、浊等病理产物，蓄于体内，出现肥胖等病症。如《素问·至真要大论》所言："诸湿肿满，皆属于脾。"所以脾失健运是痰浊内聚引起肥胖的基本病机。

### 3. 治疗原则

健脾燥湿，化痰理气，消食降脂。

### 4. 治疗方法

方药组成：生黄芪 15 g，党参 15 g，防己 15 g，白术 15 g，何首乌 30 g，泽泻 60 g，生山楂 30 g，茵陈 30 g，水牛角 30 g，淫羊藿 30 g，大黄 10 g。水煎服，每日 1 剂，分 2 次服用。

针灸取穴:中脘、天枢、关元、足三里、阴陵泉、丰隆、三阴交。

配穴:上巨虚、下巨虚、脾俞、胃俞、肾俞、内庭、太溪、列缺。以上各穴交替应用。

耳穴:脾、胃、大小肠、内分泌等点。

【按语】 张国忠认为中药不仅能减肥,而且能降低血中甘油三酯和总胆固醇,调整机体的代谢,使紊乱的物质、能量、水盐代谢重新恢复平衡。针灸治疗立足于治脾,调整机体的整体机能。因人体是一个可以实现自我完善的机体,是一个内外表里相互联系、相互沟通并保持动态平衡的整体,在人体的内部与体表之间、脏与脏之间、脏与腑之间都有经络系统相沟通。经络系统在全身起着整体的调节作用。

耳穴能健脾清胃,使气机调畅,脾胃健运,水湿得以正常排泄,以调节消化系统及内分泌功能紊乱,抑制食欲,促进排泄而获得减肥之效。肥胖者多交感神经功能低下,迷走神经功能亢进。研究表明,耳针可以改善交感神经的抑制和迷走神经的亢进状态,以加强脂肪的分解,促进新陈代谢,并且可增强肥胖患者下丘脑-垂体-甲状腺系统的功能,从而食少,又无乏力、体倦,而获得减肥之效。

### 瑜伽帮你练出小蛮腰

(1)双脚尽量分开直立,双手向左右张开并伸展。面朝向左边,同时将左脚掌转向左,把上半身向左边伸展,此时右大腿及身体右侧应感到有拉扯的感觉。

(2)呼气时把身体向左边弯低,左手伸直按在地或脚背上,右手朝天伸直举高,面朝天,眼望右手手指,保持深长的呼吸,维持动作15秒。完成左边后转做右边,可根据情况重复3～5次。

功效:伸展并收紧侧腰部,刺激并按摩腹部内脏,有助于新陈代谢过程,加强腿部力量。

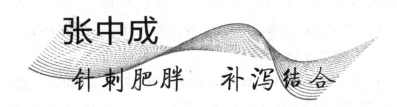

# 张中成

## 针刺肥胖　补泻结合

张中成医师（南京中医药大学，邮编：210029）以针灸治疗肥胖病，疗法满意。

### 1. 病因病机

《素问·通评虚实论》谓："肥贵人则膏粱之疾也。"《灵枢·逆顺肥瘦》曰："肥人……其为人也，贪于取与。"饮食不节、过食肥甘厚味是导致肥胖的重要因素。又《针灸大成》云："极滋味之美，穷饮食之乐，虽肌体充腴，而酷烈之气，内蚀脏腑矣。"李东垣《脾胃论》言："脾胃俱旺，则能食而肥，脾胃俱虚，则不能食而瘦或少食肥，虽肥而四肢不举。"病理机制为本虚标实，本为脾胃不足，运化失司，甚者脾肾阳虚；标为湿、痰、热、滞为患；病位在脾、胃、肠，涉及肝、肾。

### 2. 辨证论治

《灵枢·经脉》曰："盛则泻之，虚则补之，热则疾之，寒则留之，陷下则灸之。"《备急千金要方》曰："凡用针之法，以补泻为先。"说明补泻手法是针刺取得疗效的重要影响因素。肥胖症的病机虚实错杂，因此，在针刺治疗中应据病机虚实不同采用或补、或泻、或补泻并用手法。张中成认为对虚证应运用小幅捻转提插补法，实证运用大幅泻法。肥胖症早期多以消食善饥、便秘实证为主，针刺应对阳明经穴足三里、上巨虚、天枢等，采用大幅度提插捻转泻法，以泻肠胃实热，平抑亢盛之食欲，达减肥消脂之目的。正如《素问·水热穴论》曰："气街、三里、巨虚上下廉，此八者，以泻胃中之热也。"

### 3. 治疗原则

健脾利湿，温阳化湿，通腑泻热，理气化滞。

### 4. 治疗方法

（1）体针主穴：取足三里、上巨虚、天枢，脾虚湿盛加阴陵泉、气海、丰隆；胃肠实热加曲池、支沟、内庭；肝郁气滞加太冲、蠡沟；脾肾阳虚加脾俞、肾俞、命门。针刺隔日1次，每次30分钟，10次为1个疗程。

（2）耳针主穴：胃、神门、饥点，脾虚湿盛加脾、三焦；胃肠实热加大肠、直肠；肝郁气滞加肝、内分泌；脾肾阳虚加肾、肾上腺、脾。运用王不留行籽贴压或耳针刺激耳穴，隔日1次，10次为1个疗程。

【按语】 张中成认为肥胖症的发生是由机体气血阴阳失调所致。针刺通过辨证取穴，以补虚泻实，从而达到调整机体平衡、消除过多体脂、恢复正常体形之目的。肥胖在机体的分布部位是不均一的，有些堆积在腹部、臀部，有些则表现在四肢部。因此，张中成认为肥胖症既有机体气血阴阳失调，又有局部经脉阻滞，在针刺调整全身失调的同时，应加强对局部的刺激。通过辨证取穴，配合局部取穴或阿是穴，使整体与局部协同作用，迅速恢复机体平衡。同时指出，对局部体脂过多的部位，应运用长针或巨针方能达到疏理气机的目的。

### 肥胖属湿证的调养

中医认为"胖人多痰湿"，意即肥胖的人多属痰湿体质。湿证的产生与体质、生活环境、饮食习惯密切相关。环境阴暗潮湿，多雨季节或喜吃甜食、生冷、肥甘厚腻食物及饮酒等都易产生湿证，因此，在生活中要预防湿证的产生，就要从生活习惯的改变开始，少吃冰冷食物与甜食，少吃油腻，少饮酒，减少湿证之源；环境潮湿的注意开窗通风，晒被褥。适当吃些薏米、冬瓜、苦瓜、红小豆类食物。另外，平时还应加强身体锻炼。

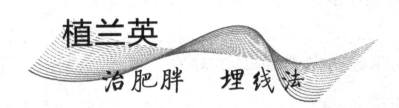

# 植兰英
## 治肥胖　埋线法

　　植兰英医师（广西中医学院瑞康医院针灸科，邮编：530001）运用埋线疗法治疗单纯性肥胖症，效果满意。

## 1. 取穴

　　(1)足太阳膀胱经穴：五脏背俞穴、大肠俞、承山。

　　(2)脾胃大肠经穴：曲池、合谷、天枢、腹结、梁丘、足三里、丰隆、三阴交、公孙。

　　(3)阿是穴：腹部、腿部、腰臀部视脂肪厚度，相应选取 3～10 个刺激点。

　　穴解：脾、胃、大肠经穴，有健脾化痰、利湿通腑之效，其中合谷、曲池清热理气；丰隆健脾布津、利湿化痰；天枢调肠胃，消积化滞；足三里健运脾胃，化痰理气，通腑祛湿；腹结通腑化浊；公孙、梁丘清胃热、化痰湿，且抑制亢进的胃肠道消化吸收功能。阿是穴为膏脂堆积肥厚之处，局部取穴可疏通经气，消散肥积。

## 2. 操作方法

　　把 3 号羊肠线剪短至 1～3 cm 不等长度备用，每次按穴区厚薄选取相应长短的羊肠线一截，穿进 8 号一次性针头后，刺入穴位得气，用针芯将羊肠线推至穴内（针芯由毫针剪成平头改成），把针拔出即完成 1 次操作。全部穴位埋线完毕后，在背、腰、腿、腹部，分别拔密排罐，留罐 10 分钟。每星期 1 次，10 次为 1 个疗程。

　　【典型病案】　患者，女，11 岁。身高 156 cm，体重 62.5 kg，超过标准体重 24%。于 2001 年坚持埋线治疗 10 次后，体重减至 50.5 kg，身材匀称，体态轻捷。

　　【按语】　植兰英认为足太阳膀胱经的脏腑背俞穴，可调节和振奋各脏腑机能，达到健脾布津、化痰祛湿、通腑祛积作用；并且人体的分解系统以交感神经为主导，其节

第三部分　名中医外治疗法消肥胖

后纤维的解剖位区均来自胸腰部,刺激同一节段的脏腑背俞穴,可兴奋交感神经,促进消耗机体能量,抑制营养物质的摄入及吸收,从而达到减肥之效。

## 腹肌运动——让腹部紧张与缓和地运动

(1)平躺在地板上,双腿伸直,两手的手掌贴住地板放于背后,紧缩下巴,抬头。

(2)双腿绷直同时抬高,双腿离地板约 30～45 cm 的高度。用臀部与手支撑全身的平衡,注意不要让膝盖弯曲。

(3)同时将肩膀与双腿放下,注意膝盖用力伸直。

(4)肩膀及双腿同时平放,让腹部稍微休息。重复 5 次。

每天坚持做此项运动,一定可以锻炼出非常结实的腹肌。而腹肌的力量就是将粪便推挤到外面的力量。如果减肥,这个运动会让腰围更加纤细。需要注意的是,有腰痛疾病的人不宜做此运动。

# 朱升朝

## 按摩疗法治幼儿肥胖

　　小儿单纯性肥胖症是指没有显著内分泌神经功能异常，仅在遗传基因的影响下加之多食、贪睡、少活动等外在因素引起皮下脂肪积聚过多，体重超过按身长计算的标准体重20%者。朱升朝医师以按摩手法治疗幼儿单纯性肥胖症，疗效满意。

### 1. 诊断标准

　　朱升朝认为临床除由于内分泌、遗传或药物等原因引起的病理性和继发性肥胖以外，根据0～6岁儿童身高、体重参考值及评价标准，按身高和体重值超出标准体重20%以上者可确诊。肥胖度＝(实际体重－标准体重)/标准体重×100%。

### 2. 辨证分型

　　(1)肝郁气滞证：表现为形体肥胖，口苦口干，食欲亢进，脘腹痞满，心烦易怒，夜晚多梦，舌红苔薄黄，脉弦数。

　　(2)胃肠实热证：表现为多食，体肥健壮，大便干结，腹部胀满，按之作痛，口臭，喜饮，舌苔黄燥，脉滑数。

　　(3)脾虚湿阻证：表现为肥胖兼有浮肿，尿少，纳差，腹满，神疲乏力，气短自汗，舌质淡、体胖、苔薄腻，脉沉细滑。

### 3. 治疗方法

　　(1)推脊1～7遍，医者手掌自患儿大椎沿脊柱两侧向下推，推毕后再揉按两侧肾俞、脾俞各50次。

　　(2)摩腹100次，医者用手掌顺时针方向摩腹，然后用两手拇指自患儿剑突处沿两边肋下分推50次。

(3)推按后承山 100 次,医者用拇指向下推按两侧后承山穴至足跟部。

随证加减:胃肠实热证加清大肠、退六腑、清胃经各 100 次;肝郁气滞证加清肝经、拿肩井各 50 次;脾虚湿阻证加运脾土、运八卦、揉按足三里各 50 次。

(4)注意事项:每天按摩 1 次,4 周为 1 个疗程,共治疗 3 个疗程。每次按摩结束后均要求肥胖儿在医师或家长的指导监督下,原地单人跳绳 100 次,或做循序渐进的爬楼运动,自 1~4 层上下来回 3 趟。不限饮食,但需控制高热量的摄入,少吃或不吃红色食物,以高蛋白、低脂肪的食物为宜,多食蔬菜及含纤维素多的食物。

(5)按摩点压耳穴:除按上述常规按摩法和随证加减以及附加医嘱治疗外,再配合耳穴贴压磁珠法,每天按压 3~5 次,每次约 5 分钟,3 日更换一次。

①肝郁气滞证:选择口、肝、胆、神门、皮质下、内分泌、卵巢。

②胃肠实热证:选择饥点、大肠、小肠、胃、便秘、交感、心。

③脾虚湿阻证:选择脾、胃、膀胱、肾、三焦、肺、皮质下。

【按语】 朱升朝采用按摩治疗幼儿单纯性肥胖症,通过对足太阳膀胱经的背部推脊,捏提相应背俞穴,再配合摩腹循经传导,推按承山疏通经脉而发挥作用,改善代谢功能,从而达到减肥目的。在现有各种减肥药品、器械的基础上,采用自然医学绿色按摩和耳压方法,来进一步提高疗效、减少副作用。朱升朝认为减肥是一项系统工程,治疗之本在于预防,除按摩和耳压外,还要依靠科学饮食及运动。减肥不等于减体重,很多人往往将减肥与减体重等同起来,其实这并不科学,因小儿正在生长发育阶段,根据一般规律,每长 1 cm 就会自然地增加近 1 kg 体重,所以幼儿减肥特点之一,不应忽略身高这个因素,不强调降体重,而是在长身高的同时,保持体重不变。

## 吃多不胖的瘦身食物

具体有菠菜、豆类、哈密瓜、辣椒、番茄、生菜、全麦面包、火鸡、草莓、比目鱼等。

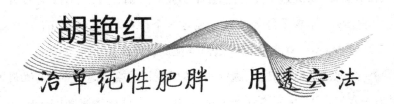

# 胡艳红
## 治单纯性肥胖 用透穴法

胡艳红医师（北京市第六医院，邮编：100007）以透穴法治疗单纯性肥胖症，疗效满意。

### 1. 病因病机

中医学认为，肥胖形成的原因主要与过食肥甘厚味及先天禀赋、遗传体质有关。《素问·奇病论》说"必数食甘美而多肥也"；"肥者令人内热，甘者令人中满"。所以，胃肠实热是其主要病机。

### 2. 诊断标准

胡艳红依据 1991 年在上海召开的第二届肥胖病研究学术会议制定的"单纯性肥胖症的中西医结合诊断标准"，超过标准体重 20%〔标准体重＝（身高厘米数－100）×0.9〕，体重指数男≥24，女≥26。轻度肥胖：超过标准体重 20%～29%，体重指数 25～30；中度肥胖：超过标准体重 30%～50%，体重指数 30～40；重度肥胖：超过标准体重 50%以上，体重指数大于 40。

### 3. 治疗方法

胡艳红用 28～30 号 3～4 寸毫针，采用循经透刺法治疗。取穴以手足阳明经腧穴为主，辅以辨证用穴。如梁门透天枢，天枢透水道，足三里透上、下巨虚，大横透腹结。月经不调加三阴交、血海；嗜睡加气海、关元。每周 2 次，每次 30 分钟，10 次为 1 个疗程。并配合耳穴贴压内分泌、三焦、口、饥点等。

【典型病案】 肖某，女，39 岁，无业，于 2001 年 10 月初诊。体重 80 kg，身高 158 cm。自述近两年发胖，伴大便秘结，尿黄短赤，口干渴，喜冷饮，易饿，月经不调，舌红,苔白腻,脉滑。辨证属胃肠湿热型。针刺方法:足三里透上巨虚,梁门透天枢,天枢透水道,大横透腹结,髀关透伏兔等;阴陵泉、内庭、三阴交直刺;并配合耳穴贴压治疗。经过 1 个疗程治疗,体重下降 8.5 kg。经过 3 个疗程治疗,体重下降 19 kg,腰围由 89.9 cm 减至 69.9 cm。随访 1 年未反弹,其他症状亦消失。

【按语】 透穴法又称透刺法、透针法,即用较长的毫针,从某一穴位刺入,然后将针锋推至另一穴位之下,从而增强调节经气作用。此型患者属阳盛体质,贪食辛辣油腻厚味,积滞为热。胡艳红认为对该类患者的治疗关键是清肠胃之实热以及控制饮食。《灵枢·本输》曰:"大肠小肠皆属于胃,手足阳明也。"治疗时取手足阳明经穴为主。针刺方法采用透刺法,以加强针刺的治疗作用。天枢、梁门疏导阳明经气、通调肠胃;足三里、上巨虚、下巨虚分别为胃、大肠、小肠之下合穴,能清肠胃腑热;水道穴可以清利三焦、通利二便;大横、腹结为足太阴脾经腧穴,可以助运化、通调腑气。

胡艳红认为透针刺可祛瘀消脂、通经活络、调理脏腑,其针刺作用强于普通针法,从而明显提高治疗效果。只是在治疗时,应熟悉所刺穴位解剖,并根据个人形体胖瘦不同,灵活掌握针刺深度,大多数穴位针刺时以在对侧穴位皮下摸到针尖为度。

## 阴阳双补利水食疗方

菟丝子,银耳,冬瓜。将菟丝子煎水,待用。银耳泡发,洗净,撕成小块,待用。冬瓜洗净,去掉外皮上的白毛,不去皮,切成宽 2cm、厚 0.5cm 的瓜片。将锅烧热,用少量油滑锅后,将冬瓜片倒入煸炒,使变色后,加菟丝子水、银耳、适量盐,煮后即可起锅,装碗。有阴阳双补、利水轻身之功。

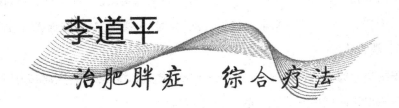

# 李道平
## 治肥胖症　综合疗法

李道平医师（黑龙江省鹤岗市中医院，邮编：154100）以综合疗法治疗单纯性肥胖症，疗效满意。

## 1. 病因病机

中医学认为肥胖与先天禀赋，过食肥甘、膏粱厚味，劳逸失度、内伤七情等多种因素有关，在这些因素作用下，脏腑功能失调，导致痰湿、膏脂、瘀血等病理产物留滞在肌肤、脏腑之内而形成肥胖症。

## 2. 治疗方法

(1)耳穴贴压法

取穴：外鼻、脾、胃、肺、肾、神门、内分泌、三焦等。

操作方法：所取耳穴局部皮肤用75％乙醇棉球消毒，固定耳廓，右手用镊子夹取粘有王不留行籽的方形小胶布块，对准所选好的耳穴贴敷，并按压。每次取3～5穴，嘱患者每天自行按压5次以上，特别在饭前或感觉饥饿时必须按压。每次贴一侧耳穴，5天换贴另一侧耳穴，6次为1个疗程。

(2)刮痧法

刮拭经脉：主要为督脉、任脉、足太阴、足阳明、足厥阴、足少阴等经络。

选穴：膻中、中脘、气海、关元、三阴交、脾俞、胃俞、肾俞、肺俞、公孙、太溪、梁门、天枢、水道、大横、尺泽、鱼际、足三里、丰隆、大椎等。

刮拭方法：首先让患者摆好合适体位，便于施术。其次在要刮痧部位涂上自制刮痧介质。

用泻法刮拭督脉（由上而下），足太阳经（由下而上）一、二侧线。重点刮拭大椎、

$T_{5\sim12}$ 及其两侧、腰骶部。

用泻法刮拭任脉(由上而下)、足阳明(由下而上)、足太阴(由上而下)的腹部经脉。重点刮拭膻中、中脘、气海、关元、梁门、天枢、水道、大横等穴,刮拭腹部以刮至肠鸣辘辘、矢气胀消为佳。

用泻法由上而下刮拭足三阴经的足内侧处,重点刮拭三阴交、太溪、公孙等穴。

用泻法点状刮拭尺泽、鱼际、足三里、丰隆等穴。

施术初期以刮出的痧消退后,方可进行下一次刮拭,一般2次刮痧间隔2~3天,等施术后期不再出痧时,可每天刮拭1次,1个月为1个疗程。

(3)饮食疗法

李道平认为饮食疗法要在医生和营养师的指导下,科学地、有计划地改变患者不合理的膳食结构,根据患者的肥胖度适当控制其饮食量,做到低热能平衡饮食,在限制热能的基础上,多吃高蛋白、低糖、低脂肪食物,三者配比要适宜,无机盐、维生素供给充足,以满足机体需要。还要让患者养成良好的饮食习惯,三餐定点吃饭,不要为节食而减少三餐中的任何一餐,晚餐宜少吃,不吃零食、甜食、夜宵,吃饭时要细嚼慢咽,不要暴饮暴食等。

(4)运动疗法

李道平认为运动不仅使机体各系统功能增强,提高人体抗病能力,达到健康长寿的目的,同时运动可以增加热量消耗,而体内脂肪只有通过氧化成二氧化碳才能被消耗,故在低热能饮食条件下,多运动以增加热量消耗,就可以减轻体重了。但必须在医生的指导下,根据患者自身的爱好和身体状况选择合适的运动,如体操、骑自行车、游泳、举哑铃、步行、慢跑、练太极拳、球类运动、仰卧起坐、鱼跃式运动等。不论何种运动,都要循序渐进,持之以恒,才能达到减肥的目的。

**【典型病案】** 孙某,女,22岁,学生。身高1.70 m,体重95 kg。该患者平时多食,爱吃零食,消谷善饥,形体肥胖,口渴喜饮,易出汗,小便短赤,大便秘结,舌红苔黄,脉弦滑。以上述方法治疗1个疗程后体重减为75 kg,精神状态好,饥饿感减轻,大便通畅,口渴减轻,饮食减少,不吃零食。又治疗2个疗程后,体重减为60 kg,其肥胖症状和体征完全消失。之后该患者又坚持运动和饮食疗法,随访半年,体重没增加,精力非常充沛。

**【按语】**李道平认为耳廓与脏腑经络有着密切的内在联系,通过以上耳穴贴压可以调整人体脏腑功能。在患者饥饿时按压耳穴能减轻饥饿感,说明耳穴能抑制食欲;同时按压耳穴能使排便次数增加,这样既限制饮食的摄入,又促进代谢物的排泄,从而减少了人体对食物营养的再吸收,起到减肥作用。

李道平认为刮痧不仅可以直接作用于肥胖部位,使一些多余脂肪转化为热量而消耗掉,如作用腹部可促进肠蠕动,增加排便次数,减少肠道对营养的吸收,使多余的食物及时从肠道排出,而且可以通过刮拭经络调整脏腑功能,使痰湿、膏脂、瘀血等病理产物排出体外,从而起到减肥作用。

饮食疗法就是在保证机体生命活动基本能量的前提下,控制饮食量,使热能的摄入低于热能的消耗,迫使体内库存脂肪消耗,从而起到减肥作用。

运动疗法就是通过各种运动消耗体内一些多余的脂肪,运动时间的长短及运动强度的大小与能量消耗成正比,但运动的时间、强度要依个人体质而定。上述四法配合运用优于单用一种方法,只要能持之以恒,就能达到减肥的目的。

---

**瑜伽帮你提臀修身**

(1)俯卧,双手向前伸展,双脚脚背着地。

(2)吸气,然后在屏住呼吸的状态下向上抬起双手,上身、双腿和头也随着双手向上抬起。尽量只让腹部着地,呼气的同时收回动作。

(3)重复此动作 3 次以上。

功效:可以使下垂的臀部上挺,背部的线条也会更加完美,同时脊椎的左右两侧变得均匀。两肩高度不同或者身体向一边倾斜、两腿参差不齐的人等都可以得到矫正。下巴的曲线也会更具美感。

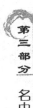

# 彭红华

## 女性肥胖 体针耳穴减肥脐膏

彭红华医师(广西中医学院,邮编:530001)以体针、耳穴、减肥脐膏综合治疗女性单纯性肥胖症,疗效满意。

### 1. 诊断标准

彭红华参照首届全国中西医结合肥胖症研究学术会议制定的诊断标准,凡超过标准体重20%{标准体重=[身高(cm)-100]×0.9},并除外继发性肥胖的患者诊断为单纯性肥胖;超过标准体重30%为中度肥胖;超过标准体重50%为重度肥胖。凡大于正常腰腹围值为腹部肥大。

### 2. 治疗方法

(1)体针疗法

取穴中脘、天枢、大横、气海、关元、足三里、梁丘、公孙。便秘、口臭者加内庭、上巨虚;胸闷、痰多者加太白、脾俞;情志抑郁或急躁易怒、月经不调者加太冲、肝俞;形寒肢冷、腰膝酸软者加太溪、肾俞。

操作方法:在所选的穴位(双侧),施捻转提插手法,得气后留针接 G6805 治疗仪,以连续波通电 20 分钟(强度以患者能耐受为度),起针后可在针刺穴位以皮内针埋针。隔天 1 次,10 次为 1 个疗程。

(2)耳穴疗法

用 75%乙醇擦洗耳穴处,把胶布剪成 0.6 cm×0.6 cm 大小,将王不留行籽置于剪好的胶布中央,贴压耳穴:饥点、神门、脾、胃、腹、大肠。每日揉压数次,以发热痛感为度。隔日贴 1 次,两耳交替使用。10 次为 1 个疗程。

(3)减肥脐膏疗法

用上海古神保健品有限公司生产的古神减肥脐贴,撕开防粘纸并将脐贴对准脐中部粘贴平整,留置 24 小时更换,连续 20 天为 1 个疗程。

【按语】 中医学认为肥胖多由饮食不节,恣食肥甘厚腻之品,痰湿内聚,脾失健运所致。彭红华认为针刺中脘、足三里有抑制食欲、减弱胃肠蠕动的作用;大横、天枢有理气通便、荡涤膏脂的作用;气海、关元有消积化脂的作用;梁丘、公孙有调理脾胃、祛痰逐湿的作用。配合耳穴脾、胃与足三里相呼应,腹、大肠与天枢相呼应,饥点以减弱食欲,神门以调整脾胃功能。

古神减肥脐贴由大黄、茯苓、白术、山楂、荷叶等组成,大黄泻腑通便、荡涤膏脂,为主药,辅以白术醒脾燥湿,佐以茯苓健脾渗利,山楂、荷叶清热利湿消脂。脐为经络之总枢,与脾胃肾关系最为密切。

现代医学研究表明,药物完全可以从皮肤吸收而发挥作用,脐部角质层薄,脐下腹膜有丰富的静脉网,脐下动脉分支也通过脐部,所以药物经脐部皮肤吸收后,可以迅速地发挥治疗作用。药敷脐部能调整机体交感神经、副交感神经和内分泌功能及电解质的代谢,加强组织细胞的物质交换,促进细胞分解脂肪和促进局部血液循环,疏通经络,调节内脏功能。所以,体针、耳穴、减肥脐贴 3 种疗法结合,减肥效果更好。

**控制腰围　健康滋味**

一胖得百病。肥胖患者往往患有高血压、高血脂或糖尿病,而得胆囊疾病、脂肪肝的可能性也大大增加。要减少肥胖对健康的威胁,就要控制好腰围。控制腰围的具体标准是:女性控制在 2 尺 6 寸以下,男性控制在 2 尺 8 寸以下,连起来表示为"268"。

第三部分　名中医外治疗法消肥胖

# 朴联友

## 治疗单纯性肥胖症
## 运用灵龟八法

朴联友医师（北京中医药大学东直门医院针灸科，邮编：100700）以灵龟八法治疗单纯性肥胖症，疗效满意。

### 1. 诊断标准

标准体重按下列公式计算：

北方成年人标准体重(kg)＝[身高(cm)－150]×0.6＋50

南方成年人标准体重(kg)＝[身高(cm)－150]×0.5＋48

计算肥胖度公式：肥胖度＝(实际体重－标准体重)÷标准体重×100%。实际体重超过标准体重20%以下为过重，超过21%～30%为轻度肥胖，超过31%～50%为中度肥胖，超过51%以上为重度肥胖。

### 2. 辨证分型

(1)痰浊中阻型：平素善食肥甘厚味，头部昏沉，如裹如束；肢体沉重，纳呆，舌体胖大，苔白腻或黄腻，脉滑。

(2)胃热炽盛型：嘈杂善饥，纳食量大，喜冷恶热，大便燥结，小便色黄，舌苔黄燥，脉洪大有力。

(3)脾肾阳虚型：面色不华，形寒肢冷，倦怠无力，口淡纳呆，腰膝酸软，肢体困重，大便溏薄，舌体胖大，有齿痕，苔白厚腻，脉濡滑或细滑。

(4)气滞血瘀型：胁肋胀满，易怒，口苦，失眠多梦，心情郁闷；或长期工作紧张，情绪压抑，舌质正常或稍黯，苔白或黄，脉弦。

### 3. 治疗方法

朴联友取灵龟八法的即时开穴为主穴,相对应的八脉交会穴为配穴:后溪—申脉,列缺—照海,内关—公孙,外关—临泣。再根据辨证取下面的辅穴,气滞取太冲;痰浊取中脘;胃热取内庭;脾肾虚取太溪、阴陵泉。实证针刺用泻法,虚证针刺用补法,留针30分钟。每日治疗1次,5次为1个疗程。休息2天,继续下1个疗程。

**【典型病案】** 耿某,女,45岁,已婚,初诊日期1999年9月15日。患者体重66 kg,身高157 cm,面色㿠白,双下肢轻度浮肿,肢体沉重,脘腹胀满,喜暖喜按,月经先后不定期,咳嗽或喷嚏时小便不能自控。舌体胖大,苔白腻,脉滑。诊断:单纯性肥胖(脾肾阳虚型)。取穴:1999年9月15日为庚午日,上午10点灵龟八法即时开穴是列缺,配穴为照海,辅穴为太溪、阴陵泉,针用补法。结果:治疗1个疗程后体重下降2.5 kg,3个疗程后下降5 kg,5个疗程后下降6.5 kg。自觉身体轻松,纳佳,四肢不温、腰膝酸软等症状均有很大改善。随访1年,自觉身轻体健,体重无反弹。

**【按语】** 灵龟八法是古人以天人合一的观点,运用九宫八卦学说,结合人体奇经八脉气血的会合,取其与正经相通的8个经穴,按照日、时干支指导临床开穴的一种古老时间针法。因为奇经与十二正经的经气通过这8个腧穴相会通,所以该法既能治疗奇经病证,又可治疗正经病证。因此,朴联友将灵龟八法针法运用于治疗肥胖病,调节各经脉气血,调理失衡脏腑的阴阳,使阴平阳秘,人体自然恢复常态,也就达到了减肥的目的。

---

**减肥小秘方**

生山楂10 g,生首乌10 g,决明子30 g,荷叶10 g,生薏仁10 g,枸杞子10 g,广陈皮10 g,赤苓10 g,冬瓜仁10 g,玫瑰花10 g,生甘草5 g。煎服20分钟或代茶饮,日饮数次,用量随意。

第三部分　名中医外治疗法消肥胖

# 王凤艳

## 治疗单纯性肥胖
## 针刺配合耳穴

王凤艳医师（哈尔滨铁路中心医院，邮编：150001）采用针刺为主配合耳穴的综合方法治疗单纯性肥胖症，疗效满意。

## 1. 诊断标准

根据全国中西医结合肥胖症学术研讨会拟定的诊断标准，标准体重的计算方法是：[身高(cm)−100]×0.9。轻度肥胖：超过标准体重的20%～30%；中度肥胖：超过标准体重的31%～50%；重度肥胖：超过标准体重的51%。

## 2. 治疗方法

体针取穴：中脘、下脘、通里、天枢、大横、水分、关元、髀关、梁丘、足三里、丰隆、复溜。

操作方法：患者取仰卧位，使用30号2寸毫针直刺，针刺得气后采用捻转泻法，产生较强烈的针感，留针30分钟。留针期间嘱患者用双手交替拍打腹部。隔日针刺1次，10次为1个疗程，休息7天后进行第二疗程。

耳针选穴：口、胃、肺、脾、三焦、交感、皮质下、内分泌、饥点、渴点，每次贴一耳，复诊时更换对侧。嘱患者每天有饥饿感及进食前10分钟对贴籽将穴位进行强刺激的揉按，每次5分钟，隔天治疗1次，10次为1个疗程。

针刺和耳针治疗期间，嘱患者做有氧运动并适当节制饮食。

【按语】　王凤艳认为肥胖是由于脾肾气虚，痰浊、气滞、瘀血等邪气停于体内所致。针刺腧穴通过经络的调整作用，加强脾肾的功能，既辅助正气，又通过经络的疏通作用祛除停于体内的邪气，即祛邪。针灸减肥的过程就是通过扶正祛邪使机体达到平和的状态。王凤艳选用天枢、水分、关元、中脘有抑制食欲、促进代谢、调整脾胃的功能，从而达到减肥目的，使病态机体得到恢复。

王凤艳认为肥胖往往是脏腑功能失调所致，刺激耳廓的一定穴位，通过经络的调整，使脏腑的功能处于平衡。耳针还能改善大便干燥、控制食欲。因此，耳针不仅能减肥，还能治疗肥胖者伴发的其他病证。针刺和耳针减肥的同时，还嘱病人尽量控制高热量食物的摄入，代之以蔬菜、水果、低脂肪的食物，并根据病人的不同情况制定相应的有氧运动计划，以促进体内脂肪的加速分解。

## 常喝"还阳水"，改善"三高症"

把滚开的水倒入保温杯中，盖上盖子，晾一宿，这个水就是还阳水了。盖上盖子后，热水中的水蒸气跑不出来，升到盖子上冷却之后变成水又掉了下来。反反复复以后，水分子的结构就会有所改变，而且这个水的味道也变了。不信您可以试试，把沸水同时倒入两个杯子中，一个加盖，另一个不加盖。第二天清晨再喝，两杯水的味道就有很大差异。加盖的这杯水，古人就称它为还阳水。经常喝"还阳水"能很好地改善三高症状。

# 夏茗琦

## 治肥胖　针药并用

夏茗琦医师（辽宁省人民医院，邮编：110015）以中药针灸相结合治疗单纯性肥胖症，疗效满意。

### 1. 诊断标准

夏茗琦参照全国中西医结合肥胖研究学术会议确定的计算方法。成人标准体重 $(kg)=[身高(cm)-100]\times0.9$。实测体重超过标准体重 20%者。脂肪百分率 $F\%=(4.570/D-4.412)\times100\%$，$D(成人女)=1.0897\times0.00133\,x$。脂肪百分率(F%)超过 30%并可除外继发肥胖的患者确诊为单纯性肥胖，作为观察对象。

### 2. 治疗方法

(1)针刺取穴：水道、中脘、天枢、气海、腹结、足三里、丰隆、内庭、上巨虚、梁丘、曲池。

操作方法：局部皮肤消毒，右手持针，针尖抵触穴位，进针深度适宜，用提插泻法。得气后主穴接电脑中频治疗仪，采用连续减肥波，频率 80～120 次/分，电流强度以肌肉抽动、病人感舒适为佳。留针 30 分钟，前 6 天每日 1 次，以后每隔 2 天针 1 次，共 30 天为 1 个疗程。

(2)中药：大黄 10 g，泽泻 30 g，桃仁 10 g，山楂 15 g，黄芪 10 g，防己 5 g，枳实 5 g，厚朴 5 g。煎药内服，日 2 次口服，15 天为 1 个疗程。

(3)耳穴疗法：胃、大肠、肺、三焦、内分泌、皮质下、饥点、渴点、腹、口、食管、神门等穴。

操作方法：75%乙醇常规消耗耳廓，王不留行籽置于 0.5 cm×0.5 cm 胶布上，贴于上述穴位，每次全部穴位均贴，左右耳隔 3～4 天替换。嘱患者饭前 30 分钟按诸穴 5 分钟，以耳穴发热为度。

【按语】《素问·奇病论》曰："肥者令人中满，此肥点之所发、其人必数食其美而多肥也。"夏茗琦认为肥胖的主要原因为过食肥甘、醇酒厚味，而致湿热渐积，脾失健运，水精不布，脂膏内瘀。脾胃功能失调、脾胃偏盛，饮食过盛，吸收过盛。夏茗琦以泻法，取足阳明胃经、足太阴脾经上的穴位，以清胃热、节食欲、健脾运、祛痰湿，疏通脾胃经气，调理脾胃功能，再辅以健脾祛湿和胃理气运脾的中药和耳穴调整内分泌和自主神经，抑制亢进的胃肠功能，促进代谢物质的排泄，从而健身减肥。

### 睡前瘦身操

躺在床上双腿稍弯曲来做仰卧起坐。不要身体打直来做，因为会伤到你的脊椎。所以，要记得腿要有点弯曲，若不习惯这项运动，做 5～10 下就可以了。双手不要放到头后方，把手伸直互拉来做仰卧起坐。

接着再把腿抬高踩 50 下空中脚踏车，要专心地踩，不能想其他的事情。

踩完后腿不要放下。先抬直 3 分钟，再把腿放下来。

接着就是躺平，认真地深呼吸，不要想其他的事。这样不仅调节你的呼吸，还能让你睡得很棒。

# 许姿妙
## 肥胖症 辨证分型穴位埋线

许姿妙医师（台湾省台中市联合中医医院针灸科）辨证分型穴位埋线法治疗肥胖症，疗效满意。

## 1. 辨证分型

### (1)脾虚湿阻型

临床症状：形体肥胖，胸痞，纳少呕恶，头重如裹，舌淡苔腻，脉濡或滑。

取穴：太白、脾俞、丰隆、足三里、阴陵泉、三阴交、中脘、水分、足临泣、百会、胃俞。

### (2)胃肠实热型

临床症状：形体肥胖，食欲旺盛或消谷善饥，喜冷饮，口臭，小便短赤，大便秘结，舌红苔黄，脉数弦滑。

取穴：胃俞、足三里、内庭、曲池、中脘、公孙、上巨虚、下巨虚、小肠俞、大肠俞、关元。

### (3)肝气郁结型

临床症状：形体肥胖，胸脘胀闷，时而作痛，烦躁易怒，头目眩晕，妇女乳房作胀、少腹胀痛、月经不调，舌苔薄白，脉弦。

取穴：太冲、期门、膻中、支沟、三阴交、阳陵泉、公孙、行间、血海、曲泉、肝俞、膈俞、肾俞。

### (4)气血亏虚型

临床症状：形体肥胖，头晕目眩，心悸少寐，面色㿠白，皮肤不泽，唇甲不华，纳少腹胀，大便稀溏，神疲懒言，舌淡苔白，脉细或弱。

取穴：脾俞、足三里、百会、气海、神门、心俞、胃俞、阴陵泉、丰隆、足临泣。

(5)脾肾阳虚型

临床症状:形体肥胖,面色㿠白,形寒肢冷,少腹腰膝冷痛,纳少便溏,尿少肢肿,妇女经量变少甚或闭经,舌质淡胖,脉沉或弱。

取穴:脾俞、肾俞、三阴交、气海、太溪、足三里、命门、关元、天枢、阴陵泉、百会、水分、三焦俞。

## 2. 操作方法

局部严格常规消毒,将0号羊肠线剪成2 cm长,放入穿刺针内前端,快速刺入穴位,得气后,缓缓边推针芯边退针管,将羊肠线留在穴内,盖无菌棉球,胶布固定即可。每次依辨证取5～6个穴位进行穴位埋线,每次选用的穴位不同于前一次,每2周埋线一次,7次为1个疗程。

【典型病案】 周某,男,45岁,摄影工作者,2000年5月18日初诊。主诉:自幼即胖,而且全家人都胖,曾采用节食的方法减肥,半年约瘦10 kg,复食以后体重迅速恢复,并且比减肥前更重。近2年常腰酸痛,觉得是太胖引起,遂自行采用运动锻炼,希望可减轻体重,但持续3个月体重未见丝毫下降。现患者体重96.8 kg,身高167 cm,三餐不定时,每日约夜半2点才就寝,腰酸,倦怠,便溏,夜尿频,舌淡胖苔薄白边有齿痕,脉沉滑。辨证属脾肾阳虚。取穴:气海、肾俞、脾俞、太溪、三阴交、足三里、命门、关元、天枢、阴陵泉、水分、三焦俞,每次5～6个穴位,交替选用。经7次埋线后体重下降19.4 kg,腰痛亦除,精神转佳。

【按语】 许姿妙认为每一个肥胖患者皆有不同的致胖因素,若不除去其致胖因素,而盲目采用节食或乱服减肥成药,虽可取得短期体重下降的效果,但终将反弹复胖,甚至比原先更胖。采用中医辨证论治的方法,找出患者致胖的因素,选取适当的穴位,用穴位埋线的方法,持续刺激穴位,达到调节内分泌、神经系统、新陈代谢等功能。穴位埋线是针灸的改良与延伸,但其作用的持续性则非针刺所能比拟,对采用过传统针灸减肥而疗效不佳的患者,改用穴位埋线疗法减肥,都能达到满意的效果。

第三部分 名中医外治疗法消肥胖

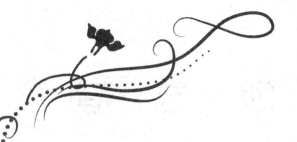

**吴大真出诊时间、地点：**

**星期一** 上午：北京博爱堂中医医院，83973609，83973610

下午：北京济众堂中医门诊部，64018167

**星期二** 上午：北京博爱堂中医门诊部，88514939，68412758

下午：北京恒安中医院，67301930，18911555080

**星期六** 全天：河北燕郊中美医院，0316-3318660

010-58411135，58411137

**邮箱**：wudazhen888@163.com

**博客**：http://dazhenwu.sohu.com.cn

http://blog.sina.com.cn/wdz010

# 向您推荐

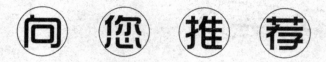

现代名中医治疗绝技（第二版）

- 现代名中医肥胖治疗绝技

- 现代名中医脂肪肝治疗绝技

- 现代名中医肾病治疗绝技

- 现代名中医风湿类风湿治疗绝技

- 现代名中医前列腺疾病治疗绝技

- 现代名中医股骨头坏死治疗绝技

注：邮费按书款总价另加 20%